U0036954

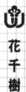

花
千
樹

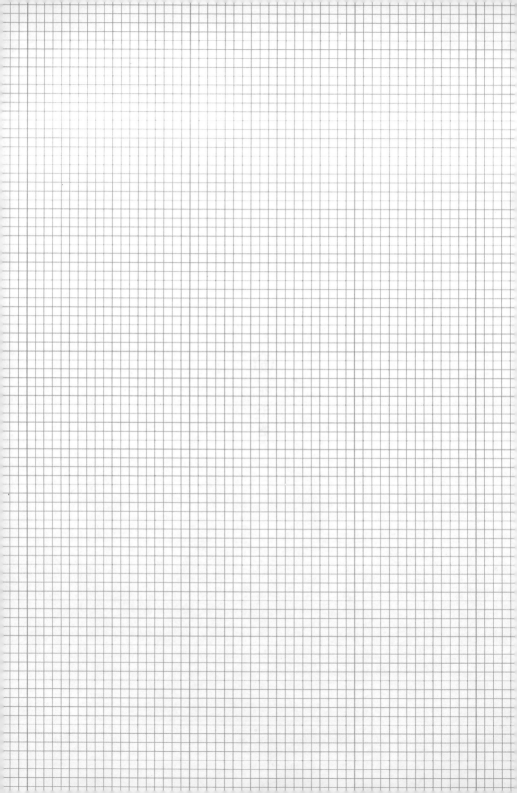

中西醫角度，全方位治療

中西醫合奏

增訂版

余秋良醫生
蘇子謙醫生
著

目錄

第一章：中醫西醫基礎概念異同

第二章：中醫西醫看癌症

第三章：常見都市病

【一】濕熱

【二】感冒

第五章：中醫治病與養生

第六章：中西醫合作

代序

高永文醫生
GBS、BBS、JP

　　兩位醫學界的朋友，亦即此書兩位作者余秋良醫生和蘇子謙醫生，均是註冊中醫，同時是註冊西醫。余醫生是先取得西醫資格再獲取中醫資格；蘇醫生則是先取得中醫資格再考獲西醫資格，兩人真的是名副其實「醫徹中西」！

　　香港是一個達到國際醫療級水平，亦是中西文化匯集的地方，因此絕對是一個最佳的地方推行中西醫結合治療。而中、西醫治療方法，若可相互配合，取長補短，定必能發揮最大的力量治療病人。而對病人來說，可以一站式同時找中醫及西醫治療，不用輾轉尋覓治療方法，相信是最簡單、直接及便利。

　　兩位筆者本身已是「中西醫結合」，同時擁有中西醫執業資格，所以每當治療病人時，亦自然會以中西醫互相啟發的思維，去診治不同的疑難雜症。兩人在此書中分享了很多個案，展示了中西醫協作治療，能為病人提供最佳及最妥善的治療方法，希望各位讀者能從此著作了解到中、西醫不應處於對立面去推廣醫學，而是應該互相協作，發揮各自最大的優點，這樣對病人及香港定必是最有利的發展。

代序

周肇平醫生
香港中西醫結合學會創會會長、香港大學榮休教授

　　余秋良醫生是比較另類的。香港上世紀九〇年代立法註冊中醫，當時香港有七、八位西醫已經完成中醫課程，成為身兼中、西醫的註冊醫生。余醫生是其中一位。

　　上世紀九〇年代，我負責籌備香港大學的中醫學院時，余醫生已經與我聯絡，希望能夠參與研究，融會中、西醫的一些概念。後來，一班有心的中、西醫生在香港民間成立了「香港中西醫結合學會」，余醫生立即積極參與，常常借出自己的診所，作為執委開會之用。學會早期，中醫界極力要求幾位在西醫界有影響力的西醫擔當會長，其中包括作為創會會長的我，以及其後的高永文醫生、譚黃智媛醫生。到了第四屆，余秋良醫生當上會長。他大力推進中、西醫的互動，更難得的是，他勸服了香港浸會大學中醫學院的卞兆祥教授，接任第五屆會長。終於，有一位中醫界的代表人物領導及推動會務。其中，余醫生的努力，應記一功。

　　蘇子謙醫生，更是異數。他進入香港大學時，成績優異，足以入西醫學術有餘。但是，他決定先讀中醫，並以驕人成績畢業。當時，中醫學院成立不久，尚未發展出「榮譽」制度，幾位老師來找我，希望立刻成立「榮譽」制度，讓蘇子謙成為第一位的榮譽畢業生。作為管治委員會的主席，我立即批准，幾日之內，完

成程序，頒發榮譽學位給蘇子謙。

其後，蘇醫師轉讀香港大學的西醫課程，亦成績驕人，成為班中的頂尖畢業生。畢業及實習後，他來找我商量，決定在腫瘤領域發展，因為他認為這領域最能發揮中西醫的結合。

可見，余醫生及蘇醫生兩位都是有心人，打算用一生精力，推進中西醫的互動。實在是香港之福。

這本書，不僅輯錄了兩位醫生歷年所發表的文章，更加了一些新文章，其中的觀點可能有爭議，甚至引起批評。但是，兩位醫生願意承受一切，任何人都可以見到，他們實在用心良苦，令人感動。

希望這本書，真能拋磚引玉，牽動討論。

自序

余秋良醫生

　　有一次在報紙專刊撰文提及，頭部顫震病者，可以不是坊間中醫認為的「風」証，而是頸椎病變所致。所以說，中醫不斷進步，從古人所說的風証，到後人藉著增多了的經驗和知識，診斷得以演變，今人更應加以考慮現代知識，使診治更準確有用。

　　中醫西醫，在香港若能互應互用，對市民必有莫大益處。可是，倘若醫學界人士一直被以往學習的思維框架所限制，以至中西醫壁壘分明，相互責難，那實屬大眾的不幸。幸好，經過多年的努力，中西醫的溝通和結合得以不斷提升，各方觀點百花齊放中，我深感欣慰。

　　人的思維方式及具體執行每每不同，中西醫迥異的教學訓練，形成中醫西醫不同的思考框架，使中西醫難以相互理解。多年來我常笑說，假若多一些中醫、西醫找我診治，就可以藉著他們的親身體會，來提高中西醫結合的認受性。幸好真是幫助到不少醫生、醫師和他們的親友，如願得償。

　　於此，我們彙集了平日遇到的有趣、特殊及有啟發性的病例，透過勃發的思維，越過中西醫辯說，以實際臨床觀察來解釋防病及診治思路，令此書得以誕生。本書出版目的很簡單，就是

令人對普遍追求的健康快樂生活多點體驗，多些了解。

　　我唸過中醫，唸過西醫，其間更唸過很多其他科目，不過，唸過什麼也不重要，重要的是學會掌握由兒童到成人的醫治。有幸在思、學、用之中探索得而領悟，又得到這些機會，用以幫助人的全人健康。

　　所以更希望有從醫的人員能在閱讀此書後破除盲點，建立新視野，擴闊思維框架，提升醫術，造福人群。

　　以此為序。

自序

蘇子謙醫生

　　香港在全世界來說算是最富裕的地區之一，另一方面香港亦是最長壽的地區。但長壽必須同時擁有健康，否則意義不大。因此追求健康知識在香港愈來愈普遍。

　　行經書局，發現中西醫療健康書籍多不勝數。較為多見的，是各類不同的食療湯水，又或者是各種運動拉筋方法等等。另外有些是各種另類療法的書籍，亦頗受歡迎。但較為深入討論各種健康知識和智慧的書卻非常罕見。

　　近幾年身邊的不少朋友或其父母都因各種不同的病痛甚為苦惱，即使無病無痛的朋友，亦希望學習養生，從而增進身體的「本錢」。當醫者平日工作繁忙，實在無法詳細回答各位病人或朋友的問題。一直心中有愧，希望有一個平台能夠讓我去為各種健康問題排解疑難。

　　我認為傳統醫院模式的醫療，不足以回應現代香港人追求活得健康的目的。隨著時代進步，市民要求的不是「無病」，而是活得健康快樂。以我最經常接觸的癌症病人為例，經常有病人和家屬問是否需要戒口？是否需要進食某些補充劑？或是吃一點補品？又或者可否練氣功？這些都是傳統醫院或醫療所不能回答的

問題，但對於病人或照顧者來說，卻是他們最關注的問題。

「Doctor」一字在拉丁文當中本義為「to teach」。當醫生的大多希望將所學的知識教授於病人。後來因緣際會，有機會在報章發表文章，慢慢想到是否能夠將各樣中西醫理，以簡單易明的方法傳達給大眾。讀書的時候，很多醫學院教授都常常提醒我們，醫學根本就是常識（common sense）。後來做了醫生，才漸漸有相同的體會。道家中有所謂「至道不繁」，最重要的道理都必然簡單顯淺易明。醫學看似複雜，其實很簡單，東西方在這方面看法一致。

今次有幸和余秋良醫生合作，將我們在《明報》專欄的散文結集，再加上不少全新的文章，共寫成書。余醫生曾經跟我提及，行醫者要先學習「擴闊思維」。我亦希望此書的內容，能夠擴闊各位讀者的思維，增進追求健康的智慧。畢竟智慧決定行為，行為造就健康。

我亦相信此書對有意讀醫科的學生，或正在修讀中醫或西醫的朋友，有所裨益。

是為序。

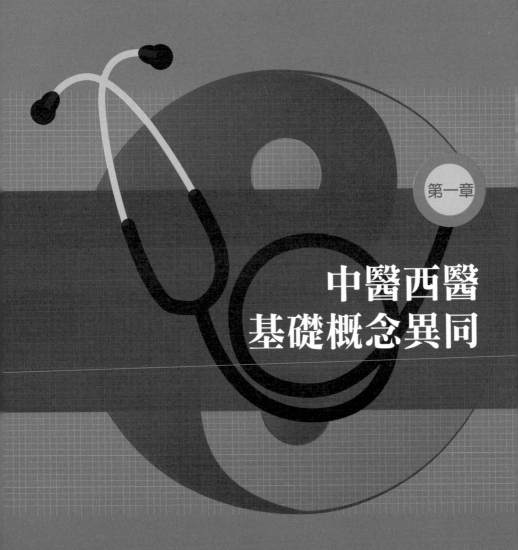

第一章

中醫西醫
基礎概念異同

中西醫學觀念異同

不論中西醫學，其醫學本質均以增強人體健康、減少疾患之苦、使人類生活應付裕如、得以長壽為首要目的。為此，兩方致力研究了解人體於健康或病患中的變化，盡力治療各種病患。

普通人可能感到奇怪，醫學本來同是幫助病患，同樣經過診斷治療，為何中醫和西醫會有這麼大的差別？大抵因為中西文化發展中，天時地利之不同而孕育出各自之長處。

西醫運用科研知識，中醫研究身體証候

西方科研醫學藉人體的研究，分析人類健全及病患時的行為及身體變化，追求治療及處理方法，藉實驗觀察分析形成理論，再實證辨真偽。科研醫學透過生物化學、生理過程，加深對細胞的認知，深入明白遺傳因子、成長發育的變化等，繼而進一步分析病理變化、周遭環境和微生物的影響，了解導致各種疾病的因素，形成了醫療模式，再演化發展出各種醫學技能來診斷和治療。臨床上，醫生可以運用科研醫學的知識來分析病人各方面的病況而歸納出治療的途徑，更借助科學技術提高警覺、力量及療

效，實踐醫療理念。

中國傳統醫學則一直以直接觀察病者為主，追求病者身體平衡，類比天地運化的平衡規律。於是研究身體証候，以陰陽之變分析，以身體各部分適應天地大自然變化的表現樣式，以身體為一個整體類比天地，演化成為一個「陰陽五行」的框架，了解病者本質的不平衡與大自然不協調的情況，從而恢復身體平衡減少其對外物的反應。經過幾千年來累積經驗，得出推拿、藥物和針灸的有效對應，經過歷代醫家臨床中洗刷經驗，成為一套老練的經驗框架，支持醫師評估病人時作對應的治療。

中西醫在不同的文化背景下發展，於哲理、學術理解、技術等方面有不同的表現，各自發展出獨特的一套醫療體系規範。

辨證，循證

「中西醫醫學平台」調查項目中，普遍中醫和西醫都支持「循證醫學」。

首先了解，中醫藉著病人的主訴和體徵，通過四診八綱的步驟，系統化地分析和比類來診斷。四診八綱就是用望、聞、問、切分別去了解患者的自身感覺、脈象和舌象，然後根據陰、陽、表、裏、寒、熱、虛、實這八綱歸類，再從臟腑與氣血這方面的表現和變化，辨證論治。「證」就是證據的意思，從跡象找作實的證據。

中醫西醫，求同存異

有人說西醫愛求同，中醫好存異，其實也不盡然。我們最好不要因自己站在其中一方，把問題看作理所當然，只向自己的一方交代和盡責。若要中西醫成為一個醫學，就要將問題化解，否則每次出現問題，中西醫者往往只會分為兩派，各自為己據理力爭，把對方作案定義排除於外。求同存異即面對關鍵意見時應彼此包容而共同發展，琢磨原有觀點，擴闊視野和深化討論。

假若一下子不能吞吐千變萬化，甚至變化無窮的真相，可嘗試在不同階段運用統一性和區別性思維去消化理解。中國古代觀看穹蒼大地求同存異而作《易經》，觀察到天地萬物的週期變化和規律，於是歸類成理論，有指導作用。世間萬物大同，而事物的狀態本異，代入這陰陽五行之道是中醫理論之基礎，從此發揮力量。

西洋科學，累積百多年的思維及經驗才有今日的進步，例如發現細胞是動物與植物結構和生命活動的基本單位，而人類身體的生理運作和解剖結構，不分種族地域都一模一樣，在此大同的想法下而相信可一視同仁地處理，臨床時才分析歸納並推斷致病的病因、病機和病灶。醫學界深知每個人是不同的，多年來追尋基因、附基因、個體蛋白、抗體、受體、個體微生物群系等之別異。最近發展精準醫學（precision medicine），根據每個病者的個人特徵以度身訂做個人化治療方案，是聯合最新的遺傳檢測技術發展而來，藉著遺傳關聯研究，與臨床醫學緊密接軌，以實現人類疾病精準治療和有效預警。最近更加以個人腸道微生物基因組別來標誌個人化治療。腫瘤治療為精準醫學的初期目標之一，治療因基因不同而用不同的藥。

循證醫學提高臨床判斷

循證醫學是現今醫學重視的一環，它為西醫提供了準則，嘗試利用現代方法學獲取證據，來確認醫療成效。要知道，中醫雖可稱其醫學基於辨證論治，但是辨證的證是身體跡象的證據。以經驗醫學準則行醫，不算是循證醫學。循證醫學在實踐時雖然重

視個人臨床經驗和技術，但亦強調採用現有的研究證據來選擇醫療對策，以提高臨床判斷的準確度。

循證醫學多年來嘗試尋求各種醫療實證的方式，包括針對相關風險及療效進行評估，於是哪個是最好的臨床研究依據可作實證成為必然的探討。臨床證據主要來自大樣本的隨機對照臨床試驗（randomized controlled trial，簡稱 RCT）和系統性評價（systematic review）或薈萃分析（meta-analysis）。大樣本研究，尋求多人之同，而使治療有根據。至今已知道，隨機對照臨床試驗不足以一概研究中醫臨床療效證據，還有許多因素的影響，包括中醫的証不同西醫的症。

另外，現時循證醫學的理念中，也會考慮到病人各方面的需要，如生活品質和生命價值的判斷等，然而這些難以用科學方法計算出成效證據，因每個病人的價值觀有異，如何在眾多心態中求同存異是一大學問。

循證醫學其中需跟循的目的之一，是使民眾不受那些過分渲染的醫療廣告或報道所誤導，醫生和病人可以有共識地選擇最佳的治療方法。

中醫臟腑與西醫臟器

西方科研醫學於十八世紀開始突飛猛進，雖然之前的觀念和思想曾以化約論（reductionism）作分割，認為複雜的系統、事務、現象可以通過將其化解為各部分之組合，加以理解和描述。可惜卻會因分割而失真，使有些人認為不足。現代醫學已經對整個人體的了解走前了一大步，然而當初將身體分門別類的理解和描述，仍然被廣泛使用。

身體組織及生理是醫學的重要思維框架。首先認識到細胞在生物的重要性，於是產生不同的組織、器官，而人體最少有八大系統：運動系統、神經系統、內分泌系統、血液循環系統、呼吸系統、消化系統、泌尿系統、生殖系統，由很多器官互控互用協調配合而成。還有皮膚、淋巴系統也有人視之為人體系統。

中醫的「臟」不同西醫的「臟器」

傳統中醫學中，臨床診斷治療重視臟腑氣血。臟腑就是五臟六腑。五臟即心、肝、脾、肺、腎。為何只得五臟，較現代醫學的臟器少呢？答案是中醫的「臟」不同西醫所說的「臟器」，即中

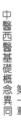

醫的「腎」不同西醫的腎，中醫說的「肝」也不是西醫說的肝。

若然把人體這一個整體的功能以系統去分析（不是按西方醫學的分類），需把握各人體系統可以還原歸零才算為整體。中醫以五個相生相剋的子系統去分析，本有此意。即是說，各子系統的相生相剋作為互控互用互營互動，其操作平衡可令身體整個回復一體。

但怎麼才可以明白到中醫的「臟」與西醫所說的「臟器」有什麼不同呢？有些人只執著於中醫過去的五行觀念傳統，而忽略了中國古代對臟腑的觀念是有解剖根據的。而了解中醫所說的「臟」，對人體生物學實在有更深層的意義。筆者有幸在二〇一四年第四屆世界中西醫結合大會應邀作主場講座嘉賓，發表〈創建中醫範例、開闢主流醫學之路：功能解剖「臟」模式、「腎」臟、「脾」臟等等〉大會論文，解釋如何藉深入研究現代人體生物學，明瞭中醫由《黃帝內經》開始說的臟腑。

中醫學的「腎」臟不只是西醫概念中的排尿器官

先以中醫「腎」臟為例。這裏且不談中醫臟腑理論，中醫學的「腎」臟，原來可以看作為人體末端一整塊功能結構，即腹腔腹膜以後及以下器官，包括腎上腺、腎及泌尿器官、生殖器官、卵巢、盤腔肌肉及下背筋腱肌肉。這常稱之為下盤，可視為「居於內」的「腎」臟。有別於現代醫學概念中用來排尿的腎器官，古代對身體的下盤位置，不論是中醫所謂之補腎、腎虧，或是西方說的 loin（腰下），都當作為一個繁衍後代的重要人體部位，因此中醫認為「腎」包括了內分泌功能。現代中醫學研究中醫的「腎」臟

理論時發現，下丘腦神經、垂體及內分泌軸的功能有著密切的關係。

中醫理論重視「臟居於內，形見於外」，即是有居於內的臟，但它們與身體各部分的機能有關聯，會影響全身的表現，謂之臟象。而傳統中醫學是以臟象學說來演繹臟腑的。

「腎」這個下盤末端功能和其上腦神經及荷爾蒙機制互動協調，並可用來解釋腎全部的臟象功能，簡單來說，這組結構的功能包括水液代謝、膀胱功能、求偶、性交、交配及生殖、給力支持生命的基本活動等；而協調中，這組結構的腦神經與荷爾蒙的互動緊密機制，包括下丘腦一垂體一靶腺軸，以及下盤肌肉，都會因應生活習慣、志氣及操練之技巧而影響生命的動力，甚至各樣身體機能，這全部由居於內的「腎」臟和可觀於外的「腎」臟臟象表現出來。於中醫的術語，說「腎」的功能，包括藏精，納氣，主水，主津液，主生殖，生長發育，「腎」為先天之本，主骨，生髓（腦髓、髓海、血髓、骨髓），其華在髮，「腎」與膀胱相表，開竅於二陰，「腎」主技巧，藏志等。

現代醫學的「腎」臟模式與中醫學本質意義非常貼切，只是過往當中醫學者沿用西方醫學這個還原式框架來解釋「臟」時，不知不覺因其框架中肌肉於全身各系統內不特別顯眼，因循之間套入了這盲點而失去了肌肉方面在「腎」臟是重要的這思維。其實中醫「腎」臟在理解和意義中常常提及腰痠腳軟是腎虛的主徵之一，大概可說是下盤肌肉不穩所致。亦可以看明白中國人打練功夫時，常常重視操練下盤「丹田」之氣，這與「腎」氣亦有關。心、肝、脾、肺、腎，每個中醫「臟」在生態中均需要複合機制。

用中西醫智慧重新了解身體

人的身體會因著不同的環境而作出適應和調節，西醫著重了解身體組織，會看神經智能怎麼組織應對，這是由宏觀層面去看，以至在微觀上看著身體組織在生化中怎麼收集資訊處理與回饋，及其怎麼反應及控制等機制，然後將各部分看成一個整體，觀察整體如何取決於其中每個部分的變化。另一方面，中醫則從整個身體的反應開始，分別以其陰陽表裏寒熱虛實的變化來看，以各部分的變化（即所謂臟腑氣血）來評審，審病辨証。

除了外面的物理環境影響，身體行為的變化也可直接影響身體生理病理。如果一個人勞累，甚至無氣，這可能是由眾多環境或生活因素形成，所以醫生檢查之前，會問很多關於壓力、困擾、家庭及工作、時間及精力運用各方面的問題，亦需要檢查化驗有沒有身體病變等等。

睡眠不足引起的病變

有些人各方面都不錯，檢驗亦沒有病患，但仍勞累無氣，歸根究柢，原來是長期睡眠不足。現代醫學有很多研究發現睡眠差、睡不好引起的病變，例如肥胖是其一病例。

睡眠不足，簡單補充睡眠就可以解決。但長久睡眠不足呢？這時，身體病變不是只管補充睡眠就可以回轉。於是睡眠不足引起的病變成為實實在在的一個病。雖然睡眠不足檢驗不出來，但也是一個常見病因。

睡眠不足會引起身體多方面的變化，以西醫角度治療時會由很多靶點來治療。話雖如此，有數不盡的部位變化未必能廣泛觸及，相關問題未必能夠全部解決。而中醫則從整體變化來辨證，看看整體變化於身體每個部分的情況，即臟腑氣血表裏寒熱虛實的變化來辨證找根據，一步一步將身體帶回原狀。

許多人只懂把高血壓歸咎於高鹽飲食或心臟病、肥胖、生活緊張等因素，卻不知道睡眠不足與高血壓有直接關係。或許過去因為難於準確量化「睡眠不足」，以及其對身體的長遠影響，研究每每不能作為實據。以下一個病例，或可帶出這模糊的關係。

一名五十六歲的男士患有神經性皮炎。他過去每晚凌晨一時半睡覺，早上九時起床上班。後來他得到晉升，為了應付工作，立即改為早上八時起床。數月後，他的皮膚明顯變差了。他認為是工作壓力影響皮膚，不知如何處理，擔心要轉工。我著他早點上床睡覺，因為平時晚睡已不能令他恢復心力，如今再早起減少睡眠時間，就加倍超支。這才是病變根源。

治好中醫的「証」，可治好不少西醫的「病」

大家大概認為「唔夠瞓」只會導致眼乾、疲累等小問題，因此常不以為意。可是，只要醫好「唔夠瞓」，其實已可醫好不少「併

發症」，包括皮炎、高血壓等。甚至有研究顯示，男性睡眠不足可能會使頸動脈血管壁增厚。這個看似微小的變化，卻增加了冠心病的風險。

睡眠不足既會引起身體狀態變化，也會引起西醫病症。它會引起的身體狀態變化表現為眼乾、疲累等，從中醫的角度，視為陰虛、血虛及其他「証」。另一方面，從西醫的角度，患者可因精神因素等導致皮膚有相應的病理變化，像神經性皮炎這些「病」。中西醫角度合參，方能全面地理解病人的身體，以作出診斷和治療。

中醫的「証」，是以人體表裏寒熱虛實的反應和內部臟腑與氣血的表現看出病機變化而分析出來的總綱。西醫的「病」，是由病因引發某病位反應的病理實質。一「証」、一「病」，互為因果。當治好中醫的「証」時，已可治好不少西醫的「病」，甚至是難以醫治的病。中醫西醫雖然對身體疾病的了解不同，而有不同的診斷與解釋，但同時運用兩方的智慧了解身體的生理病理，可以增強思維，以新模式來看待疾病。

一個問題帶來的身體變化，縱使知道了病因，也不一定能夠改善已經變化的身體，這時就要治療「証」和「病」。

再舉一例。癌症這「病」雖有癌細胞的變異，未成形之前亦當然會有濕（滯流）、瘀（不通）、熱（炎症）、毒（異害）等影響身體及免疫系統的狀況，預防及治療時，從中西醫角度尋因析病証，各師各法，方為妥當。

西醫不能說的「身體唔好」

最近看到一份科研報告，指出肥胖的人炎症指數會增加。事實上，不止肥胖人士，很多以為與發炎無關的疾病，炎症指數也會增加。

發炎的意思不一定是細菌引起。燒傷、扭傷也會引起發炎。其實很多人在骨痛、胸痛的時候，醫生診斷為關節炎、胸膜炎，都是沒有細菌的發炎。肥胖隨之而有的炎症，是身體狀況不佳的一種表現反應。

身體欠佳容易引發炎症

有一位中年男病人，六年前患上鼻咽癌，當初做了電療和化療，癌症一直沒有復發，只是口乾問題未能改善。但五年後，聲線開始變差，看醫生後，發覺是左邊聲帶神經半癱，斷定為最近的病變。據說是神經炎或血管發炎所引起。奇怪的是為何在五年後才發生這種病變呢？來診時，他的身體狀態很差，換言之是身體狀況不好的時候，炎症會增加，這病人就是因之前鼻咽癌部位隱性發炎引起這些局部病變。

整體來說，炎症與身體狀況不好有密切關係，只是西醫多以微觀方式去解釋身體各部分的問題，很難宏觀性以「身體唔好」為診斷。同樣，很多人神經衰弱、憂慮、抑鬱的時候，身體明顯不好，有些人更因身體狀況不好影響精神，炎症指數更高。上述男病人，雖然說是聲帶神經半癱引致沙啞失聲，怎樣醫都無改善，但以中醫藥療法，清痰通絡消瘀，八星期後明顯聲音響亮清晰。

　　中醫以臟腑氣血、痰阻瘀塞等方法去描述其中的這種變化，不失為一個可用之法。其實，中醫亦可將整體身體用微觀方法，在這方面重組思維框架，加倍精心描述以前未提及的身體各個細節，從而以新診斷框架解說炎症各方面的問題。

　　當中醫西醫能互相添補，醫學方面便可以有更多進步空間。

人體隱藏的通道

執筆的時候，電視和網上媒體剛剛大幅轉載，說科學家發現新的人體器官，這新的器官叫做「間質」（interstitium）。

其實皮膚以下的這一間質並不是新奇的東西，只是以前對這間質的功用不完全了解。

大約十年前，已經有學者提出這間質就是中醫的經絡穴位。現在透過新的科技，可以看到真的有水在這層間質中流動，而且發現癌細胞可以經由這間質進行轉移。

間質就如家中的外牆

這一層間質雖然佔人體很大範圍，但是用傳統的方法難以去定位。間質（圖一）在皮膚之下，肌肉之上，細胞之外。間質

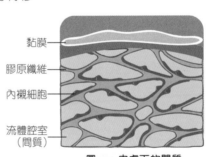

黏膜
膠原纖維
內襯細胞
流體腔室（間質）

圖一：皮膚下的間質

外連四肢，而且在內亦通於一個內臟。傳統認為這層物質是一種結締組織，負責把其他器官「黏」在一起，情況就如家中牆內的

石屎，只是一種支持身體的結構組織，除此以外沒有什麼用途。但近年愈來愈多研究發現，這層間質其實是一條通道，可以傳遞信號，亦可以讓水流通，有著很重要的功能。就如家中的外牆一樣，當中有光纖、電線、水管等多種功能性的通道。

間質雖然是一條「無形」通道，卻與血管、淋巴那類「有形」通道不同。

情況就如坐地鐵，地鐵的隧道和每一個車站就像身體內大大小小的血管和淋巴，而間質就像車站外的其他地方。舉個例子，假若你要從旺角去灣仔，你會根據地鐵上的地圖由旺角乘荃灣線到金鐘站，再轉乘港島線到灣仔。但到了灣仔之後又怎樣呢？假若你要到灣仔一些橫街窄巷找一間特色餐廳，你出了地鐵站之後，仍然要在人多車多的街道中穿梭去尋找那隱世餐廳。這些你走的道路，看似無路，其實當中亦有一個網絡，這就好比間質。

身體的廢物、免疫細胞，又或者是營養，要由一個地方到達身體的另一個地方，除了要乘坐像地鐵一樣的大小血管淋巴網絡，亦要靠目的地附近的微細街道網絡，所以單是血管流通亦不一定是身體健康，就正如即使地鐵通道暢順成功到達了灣仔站，但若然站外人流甚多，人車爭路，亦會出現淤塞的情況，不能到達目的地。

中醫說的腠理，西醫說的間質

中醫看重的就是這層間質，看似無形，實質有形。身體的這

層間質，含有大量水液，一般來說大約是全身血液的四倍。傳統以為細胞只要得到充分的營養和氧氣，血液流通就可以了，其實是忽略了間質層水液流通的重要性。從這間質可以解釋為何中醫利用針灸按摩推拿可以醫治疾病，亦可以解釋為何癌症會循一定的方向轉移，以及為何要保持身體健康，必須經常做運動，而且配合拉筋。所謂「舒經活絡」，並不是講血管和淋巴，而是講皮膚下間質的水液流動。

同時，這亦解釋了中醫所講的「腠理」是什麼。腠理較為密布的人，就等於人體有一種天然屏障，減少外邪的入侵。中醫亦說是元氣，即血氣流注的地方。腠理也可以解作肌膚紋理。愈來愈多證據顯示「腠理」就是這一層間質。中醫說血氣旺盛的人，腠理亦都強壯，不單少受外來疾病影響，而且肌膚較為漂亮，皮膚看起來有光澤而紅潤。

古代有一條藥方叫做「玉屏風散」，醫治一些容易受外邪入侵的病人。用北芪為首的中藥去強化這一層「屏風」。現代醫學亦發現不少免疫細胞在這一層間質之間。若然水液充足，免疫細胞的流通暢通無阻，免疫力就會提升。所以中醫所講的血氣，並不是只講氣（大約相等於能量和免疫力），亦要講陰血，講求人體各部分的滋潤。血氣不足的人，不單止皮膚乾燥，面色、膚色暗啞，身體免疫力下降，甚至會產生其他疾病。免疫力和其他物質在間質的流動，需要附近血管搏動或附近肌肉收縮時所產生的壓力和擠壓力的推動。當然間質中的水液要充足，這就好比中醫所說的氣血陰陽和調，兩者缺一不可的原因。

中西醫看腫瘤的形成

腫瘤可根據間質層中的纖維網狀轉移，最後再通過淋巴遊走全身。現代醫學發現，凡是腫瘤附近的間質層水分減少，就會有硬化纖維增多的情況。這可以解釋為何腫瘤多是呈現一硬塊。當腫瘤初期形成時，身體的纖維細胞會在腫瘤附近增生，產生很多新的纖維，負責吞噬腫瘤的巨噬細胞亦會增多。這是身體的一種防禦機制，身體的纖維細胞形成一道阻止腫瘤轉移的「萬里長城」。免疫細胞亦會隨這些纖維進駐到腫瘤附近位置，與腫瘤細胞進行一場角力。若然身體的免疫力無法把腫瘤清除，這道城牆必然會被打破，而腫瘤就會隨著間質的纖維通道遊走到其他地方。正如古代打仗最重要的是守住城牆關口，關口一破，外敵便會長驅直進。

這與中醫學斷定腫瘤的理論相似，中醫一般認為腫瘤很多時是因為瘀血和痰濕阻塞而成。臨床中醫亦會著重身體肌肉紋理的軟硬度，又或者是有沒有腫脹、有沒有瘀點等去斷定身體的「腠理」有否阻塞。

間質層的水液流動

身體間質的水液運行和血管的運行相輔相成。身體的十二經絡分為六條陽經和六條陰經。假若將人當作是四腳動物，以背朝天，陽經的分布走在人身的外部，即是接觸到太陽的地方；相反陰經的分布，則在手腳的內側、胸口和腹部，即不能接觸太陽的地方。有學者利用儀器檢測到間質層的水液流動主要是根據胸腹

和手腳內側的陰經運行，因而間接指出中醫學所講的經絡與間質層的水液流動有密切相關。

　　若然這些間質層的水液流動不順暢，就會積聚水液，當中的各種營養和廢物亦會積聚。從以上可見，陰經（亦即胸腹、手和腳的內側）會有較多的積聚，這或許解釋了為何肥胖的人脂肪都集中在這些地方，因為經絡在這些地方的阻塞特別厲害。另外，水腫的時候，亦是這些地方較為腫脹。中醫說水腫的形成，主要是因為肺、脾、腎這三個臟的功能失調，不能控制水液正常流通。而這三個臟的經絡都是陰經，亦運行於胸腹和上下肢的內側。

　　至於針灸所講的穴位，現代發現很多都是處於身體筋膜和這層間質的一些交接位置。這些交接的位置有很多神經，所以針灸在正確的穴位上會有不同的針感，如痠麻脹痛等等。此外，在這些穴位附近有很多「感觸裝置」，針灸刺激後會影響不同細胞的功能和 DNA 轉化，亦會影響間質層的水液流動。這就是針灸能夠治病的原因。

　　此外，進行按摩或推拿後，肌肉會得以鬆弛。相信不少人都有這經驗，做完泰式按摩或者所謂淋巴按摩之後，會覺得整個人精神爽利，而且好像能馬上改善面腫和手腫腳腫的情況。這其實是身體的間質層在按壓後回流暢順了，所以中醫主張利用推拿按摩治病其實有其科學根據。

　　間質這層人體隱藏的通道，相信尚有更多的功能仍有待發現。而中西醫對於它的理解，或可以結合起來一起研究治療。

中西醫的衝突

經常有人問筆者，究竟中西醫理論之間有沒有衝突？要回答這問題，大家可看畢此文之後再自行分析。

首先，給各讀者講一例子。筆者有一次到外地旅行，吃了一碗日本拉麵後不久（大約十五分鐘後），下肢皮膚感到非常痕癢。一看之下，見到一塊塊的風疹（蕁麻疹，urticaria）逐漸浮現，皮膚又紅又熱。

西醫是對抗性治療，中醫是順勢治療

從西醫角度，很明顯是食物敏感。一般來說，可服用抗組織胺藥（antihistamine）來止癢，此類藥物亦即普通的傷風收鼻水藥。但那時筆者判斷這並非嚴重的食物敏感，因此並無服用抗組織胺藥，只用了一些冰來幫助散熱，讓風疹自然地消失。

從中醫角度，讓風疹自然地出，才是正法。中醫認為出風疹代表疾病在表面，亦代表身體正在把不好的廢物向外透過皮膚排走。若用藥物阻止疹出，雖可止一時的症狀，但垃圾則會困在皮膚之下，久而轉為其他疾病。所以中醫治療患長期風疹患者，會

用中藥順勢把疹向外發，即所謂驅風透疹。由此可見，中西醫是兩種不同的思維。西醫是對抗性的，中醫是順勢的。（請注意，食物敏感可大可小，除出疹外，嚴重者可引起水腫、呼吸困難、休克，甚至死亡。故敏感反應嚴重者，請立刻到醫院或診所求診。）

服用中藥後出風疹或睏倦非壞事？

後來筆者發現自己對一種日本麻油有敏感反應。但筆者以前都吃過同款麻油，為何會突然「敏感」起來？在中醫來說，原因是身體好轉了。這對於西醫來說是一個非常奇怪的理由。很多病人都說，服用中藥一段時間後，皮膚會比以前容易出風疹，尤其是吃「熱氣」食物之後。他們問，是否中藥使他們「過敏」？非也。當身體好轉的時候，即使是小小的垃圾，身體的正氣（免疫力）都會把這些東西排走，防止垃圾在身體中堆積而致病。皮膚是其中一個途徑，病人會出風疹或其他細小丘疹。另外一個原因是身體好轉時，各經絡的阻塞打開了，所以短期會出皮疹。過多一段時間，皮膚便會好轉，皮疹也會褪去。這還有一好處，身體出疹就像告訴病人哪些食物是不該吃的，警醒病人以後飲食時需要多加留意。

很多病人都問筆者，為何吃中藥後會覺得睏倦，常常想睡覺。筆者並沒有加入具安眠成分的中藥，卻達到安眠的作用，這其實是身體的自然反應。香港病人大多長期睡眠不足，身體疲倦卻不斷地「死頂」。服中藥後身體回復正常的平衡，知道疲倦，於是常常覺得睏，非睡不可。通常繼續服藥並順身體的需要而多休息一至兩星期後，人便會愈來愈精神，睡眠質素大大改善，工作

效率也會增加。

另外有些病人吃中藥後腸胃有反應，大便次數會增多，常常放屁，這其實是腸胃好轉的跡象，但很多人誤以為是副作用或中藥不潔所致。有時筆者要說服病人接受這些反應並不容易。

其實中西醫對症狀的理解很不同。西醫認為差不多所有的症狀都是病所致的，應該要處理。但對中醫來說，症狀可以是病所引起的，亦可以是正常的反應，兩者必須結合整體情況來考慮和識別。

總之，中西醫兩種醫學分析問題的方法各不相同，並無誰優誰劣之分。兩者理論的不同，是在不同文化根源和不同的臨床觀察（clinical observation）方法下產生的結果。

西醫診「症」，中醫斷「証」

　　在西方，科研醫學的理念和實踐，始於十八世紀的啟蒙時期。在此之前，醫學觀念雖以個人整體為主，不過常常會以靈性力量為依歸。在此之後，科學突飛猛進，對細胞、生化、基因的身體組織及生理加深了認識，形成今日西方科研醫學的力量。

　　現代醫學細微，加上可驗證，對身體內外環境以實據的描寫使人信服。即使有人認為西醫對身體觀點不夠全面，又或說其用藥太猛，但其解剖生理醫學框架，難以置疑。

中醫看人體整體病理，西醫臨床實驗找病因

　　中西醫斷症診治的門路大大不同。有人說，中醫在診症時經常需要辨証、辨症和辨病互相結合，而辨病需要病歷；辨症需要西醫診斷。真的，要診治同一個病患，西醫會先診「症」，而中醫先要斷「証」。我較喜歡說「病患」，代表廣義的病痛和不適，以及未病或亞健康狀態。雖然大家明白醫學界多談的是「疾病」，文人說的是「病苦」。

　　現代的醫學名詞，為求不會令醫者之間溝通時產生誤解，避免診治之間因準則常複疊而引起無謂爭議，於是實事求是，用技

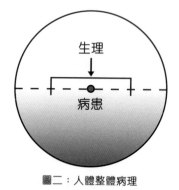

圖二：人體整體病理

術方法定義醫學名詞以清晰轉達。

分門別類寫不盡變化無窮的穹蒼大地，把握重要的變易特性，反而可以觀察入微。古代中國把天文地理演算到現代學術也有不及的術數，推算出無差的預測。這條路讓中醫看人體生理與病患中的變化（圖二）時懂得尊崇學術，把握重要的變易特性來盡力觀察入微，所談的是「証」。這刻且不談治病的哲學和醫療理想。

西醫的「症」，是基於科研可反覆驗證的原則，藉著臨床觀察搜集病徵，加上用科技發展的臨床觀察工具擴大視野，主要找出問題（圖三），用「分析歸納」方法處理疾病的變化和表現，去鑑別推斷其致病的病因、病機和病灶。

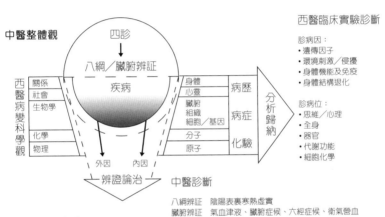

中醫整體觀

四診

八綱／臟腑辨証

疾病

西醫病變科學觀

| 關係 |
| 社會 |
| 生物學 |
| 化學 |
| 物理 |

身體
心靈

臟腑
組織
細胞／基因

分子

原子

病歷

病症

化驗

分析歸納

外因　內因

辨證論治　中醫診斷

西醫臨床實驗診斷

診病因：
• 遺傳因子
• 環境刺激／侵擾
• 身體機能及免疫
• 身體結構退化

診病位：
• 思維／心理
• 全身
• 器官
• 代謝功能
• 細胞化學

圖三：診斷方法

八綱辨証　陰陽表裏寒熱虛實
臟腑辨証　氣血津液、臟腑症候、六經症候、衛氣營血

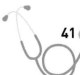

至於中醫的「証」，是基於人體整體與天地環境變化的反應，借陰陽和五行演繹的原則，藉著臨床觀察體感和體徵，加上用歷代醫家經驗窺探深究，用「辨證論治」方法解釋人體於健康及病患時的變化和表現（圖二的整個圓），去鑑識確定人體陰陽表裏寒熱虛實的反應、內部臟腑與氣血的表現和變化，以及其與病因和病灶的病機關係。簡易的說，西醫從病徵中弄清楚在生物知識中可觀察的不正常狀況，診斷病「症」；中醫則從整體徵狀中弄清楚體內素質變化的證候，來診斷「証」。

「証」、「證」、「症」

在這裏順便說一說，因繁體「證」字與簡體中文「証」字用法相容，使人用時會互替，為此曾經與香港浸會大學中醫藥學院及廣東省中醫院高級人員了解，認為最妥善是以「証」字來說中醫診斷所得的專有名詞，以「證」字說中醫證候、辨證論治。

簡單來說，中醫看整體上一個人的變化，以陰陽、表裏、寒熱、虛實，審查各項向量。亦從臟腑氣血作同樣審察，結合經驗而斷「証」。西醫則從一個人疾病的徵狀，直線思維作出分析，了解病灶、病源、病變等而診「症」（圖三）。

面對一個無病患的求診者，西醫普查會研究病歷、臨床檢查身體器官各部分，常加以實驗診斷肝、心、腎等。檢驗範圍會依據不同重點，例如工作、年齡、病歷、家族史，高危病患再作實驗診斷和透影檢驗，以成本效益的方法找尋有理據支持的疾因。中醫則以病歷、臨床望聞問切，以身體的健康變化作調整建議的

依歸，以預防工作的有效度考慮成本效益。

　　一個人病徵多，但不斷抽血、做電腦掃描都無異樣，那有可能是亞健康病患，精神肉體不調，中醫診斷其體質可治。又或實驗診斷無問題，以為放心，但中醫檢查見舌黑且多斷紋，那就斷不能當身體無問題。中西醫診斷皆會有掛漏，例如中醫診斷為虛病，調補是中醫強項，病患身體雖然轉好，但始終好不了，後來才發現疏忽了虛勞可因肺癆所致，若一早照肺X光就不會出現這醫療缺失了。

　　可見中醫西醫觀點雖然不同，卻因為一邊鑑察生物組織實質狀況一邊鑑識身體素質的變化而大有空間相輔相成。

中西醫化學物理偏重不同

在中醫師來說，濕熱是香港常見的病，但西醫聽到會覺得奇怪，無法明白。說到「熱」還可能聽得明白，但談及濕就一竅不通，西醫醫典裏沒有相近的病症病徵。

「外感」和「內生」形式的「濕」

「濕」這病患一般是因為身體不能對濕的天氣或環境作出適當反應。《黃帝內經》解釋濕的原因，以濕邪分為外感和內生兩大形成來源。由外而感著的，是因久居低下卑濕之地，曰：「犯其雨濕之地」；或長期水上作業；或霧露浸漬；或天陰多雨，空氣潮濕，曰：「寒濕之氣，持於氣交，民病寒濕」，在人體正氣不足的情況下造成濕病。至於由內而生的，主要因恣食肥甘，「數食甘美而多肥也」易生濕，或是脾胃不健運，於是「諸濕腫滿，皆屬於脾」。

中醫對天時氣候轉化與身體變化的關係作了很多觀察，把物理環境的風、寒、暑、濕、燥、火視為重要的不良反應元素。而濕病就是有些人失去了平衡，常由食物不節引起，使個人不能在濕重的環境下作出適當反應，使身體有一系列不適的徵狀。

中醫重物理，西醫重化學生物

西方醫學與中國醫學多年來分道而行，除了診斷方法、病患認識或用藥形式不同之外，基本認知理念也不同。細讀中西醫學不同篇章作深入淺出的分析，可以就多年心得說，西方醫學對化學或生物化學尤其熱衷，而中國醫學則承繼了古樸的精神而對物理現象尤其重視。

西方自文藝復興時期，開始重視研究解剖學，繼而從大體結構了解生理，甚而發展顯微技術，深化了解。及至二十世紀因藥物及化學的興起，對生物化學有了更深入的認識，西方醫學創造了顯著成就，強點始於 DNA 化學及至基因圖譜，或神經科學、傳遞化學、免疫學、藥物學等等。現今生物醫學更加上各種前沿科技，發展各種二十一世紀生物技術科學領域。

愈深入了解身體，愈發現身體微環境內的物型和動態，包括細胞內、細胞之間的活動形態，由細胞骨架系統，傳導化學的物理本質，及至受體（receptor）形體變化對有機化學分子的影響等，這些都會影響人體整體的機體。現代醫學已開始對化學物理、人工智能、細胞物理結構等進行大規模探索研究，將來一定會拉近醫學中化學與物理的協同作用。

而中醫一開始便探索物質的本質，觀察以形而上學的陰陽五行為總結。於醫學上，中醫就陰陽表裏寒熱虛實來了解各種人體及病患。中醫用藥就找其四氣五味的特點來用，強調用藥必須把藥的性質，即寒、溫、熱、涼，以及藥的滋味，即酸、苦、甘、

辛、鹹，兼具其收、泄、和、散、升、降、緩、急、潤、燥等效應，綜合發揮作用。強點在針灸等物理治療方法，以及對慢性病的分析和治理等，不時有成功治癒現代醫學未能得效的個案。濕、熱只是中醫會注重的其一環節。有說外國人認為沒有濕這種問題病患，但來到香港，潮濕的天氣真的令他們出現濕、熱的病徵和身體表現。未試過這樣感覺的人不會明白，可以說是夏蟲不可以語冰。

很多人不明白西醫學和中醫學在化學和物理方面有不同的重視程度，卻強要把兩方面的醫學隨意黏貼套合，未臻完善。但可以相信，兩者背後必定有同樣的原理可以一通一統地解釋。從互相了解醫學理念和原則，到慢慢分享經驗和認識彼此的治療方法，經過這麼多年逐步融會貫通，時至今天，開始得到好多苗頭以一窺箇中一統概括的道理。

余秋良醫生

「重主輕次」影響長遠健康

很多人以為推行中西醫結合，就是找出每個病的中西醫協作方法。可是，這樣以病為本的中西醫結合，並非最能幫助人。相反，以人為本，從身體保健到治病，至考慮細節，靈活運用中西醫手段，才能把中西醫結合的強大之處體現出來。

那麼，怎樣才是考慮細節、靈活運用中西醫手段呢？先舉一個例子。我認識一名中醫，最近出現手部皮疹，因工作常用搓手液消毒雙手導致。我問她難道沒有聽說過，用清水和皂液洗手，比用酒精搓手液更簡單和有效？她的答案令我意外。原來，她工作的中醫診所，是私人診所，設計時沒有考慮安裝洗手盆，要經常往來大廈洗手間並不方便，所以用酒精搓手液清潔雙手。在診症時考慮病人工作上接觸的細節，才能提升治療效果。

忽略「小」節埋下炸彈

從上述個案引申開來，可以看到在考慮工作空間、效益、運作下，我們會強化了主要功能，而不會顧及次要功能，甚至忽略「次要」功能的重要。這樣「重主輕次」，平常運作可能恰當，但

中醫西醫基礎概念異同　第一章

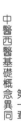

47

有特別需要時，就會出現問題。

「重主輕次」，也是不少人在生活上的寫照。為了生活或工作需要，就疏忽甚至壓制了一些身體上的需要。就以行路為例，很多人為了趕路，在向前急行時，頭部前竄，這樣似乎可以推動身體加快行走。不過，這個姿勢會引起肩部背部緊張，甚至勞損；年老時，可能引致駝背。這就是「重主輕次」。年輕時，為省時加快步速，不注意姿勢；到年老時，就因為這個不注意的「小」節，飽受其害。

這種「重主輕次」的模式，可以在多方面體現。睡眠也常見被輕視，因覺得時間不夠用，睡眠變成次要。總之，人生充滿選擇。優秀的人在選擇時，深入考慮後果；混沌的人在選擇時，不顧後果如何，最後只能一一承受。所謂後果，不單止在道德倫理上，亦可在精神身體上，甚至可在疾病痛苦上。

中西醫合璧以人為本

說回中西醫結合。西醫從「疾病」著手，研究出很多檢查和治療方法，亦藉著大數據研究，了解大規模人群不正常狀態中的表現變化，以作為依據，推行健康的生活。中醫從「人」個體入手，在保健和治病時，把人和其相關的生活、工作、氣候及居所等視作一整體，全盤考慮，就病人的生活作出建議。此為中醫保健治病的獨特之處。

因此，最佳的中西醫結合，就是先考慮病人的基本生活模式，看看他是否有「重主輕次」，提醒忽略了的事物，告知其相應

的後果，從改善生活來達到防病的目的。當病人身體出現問題，就可以靈活運用中西醫的檢查方法，如把脈、看舌、抽血、Ｘ光等相輔相成，查明病因、病位、病性，再作針對性治療。藉結合中西醫所長，讓求診者在「重主」的同時，不會因「輕次」而影響長遠健康。當環境或身體異常時，馬上適切改變。這樣，醫者對人體的各項變化了然於胸，準確又全面地診治不同病患。

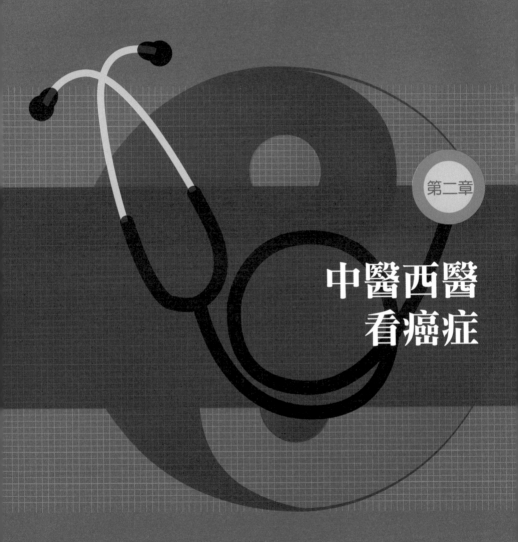

第二章

中醫西醫
看癌症

為何會生癌？

　　腫瘤發生的機理，醫學界至今仍然未能完全明白，究竟中西醫對腫瘤發生原因的看法有何異同？

　　在西醫的角度，癌症發生是因為細胞產生突變，引起細胞不正常過度生長，而且侵略周圍的正常組織，或者轉移到其他器官的能力。當然這只是最基本的病變，腫瘤發生和身體免疫力及腫瘤微環境（tumour microenvironment）有重要關係。

不同的致癌原因

　　那麼，什麼原因引起細胞基因突變？現在醫學界已知的致癌物質包括煙草、酒精、空氣污染、燻臘食品中的亞硝胺等，當然亦包括某些化學物質，如某些化妝品和藥物。醫學界對致癌物的研究通常是回顧性，很少是前瞻性，即事情發生之後，才能歸納出研究結果。所以，現代人生活中可能潛藏一些未知的致癌物質，而很多人都注重有機食物和食療，部分原因就是要避免未知的可能致癌物質。

　　至於輻射，醫學界認為，只有高能量的游離輻射（ionizing

radiation），例如 X 光檢驗、癌症電療治療、核電廠核元素等會致癌。而能量較低的輻射，如大氣電波、手提電話信號，或者是 Wi-Fi 等，則未有證據證明會致癌。然而，各類輻射對健康的影響，仍然需要更多醫學研究探索。

研究亦發現，某些癌症和病毒感染有密切關係，例如鼻咽癌、子宮頸癌、肝癌等，而肥胖和缺少運動亦會增加患癌風險。

但很多病人問，生活環境一樣，生活習慣差不多，為何有些人會得癌症，有些卻不會呢？其實人體有各種對抗致癌風險的機制，修補細胞基因的損害。此外新鮮蔬果含抗氧化物，能中和某些致癌因素的破壞。故此致癌因素和保護因素兩者是一個平衡，有如中醫所說的陰陽平衡。每個病人的保護機制能力不同，可解釋各人患癌的差異。除此以外，有研究證明患癌有部分是隨機性，即如有人會中六合彩，有人卻一生未中。

西醫提倡免疫療法治癌症

部分病人有各種遺傳因素或患癌家族史，令他們容易得到癌症。此外，免疫系統有缺陷的病人，例如愛滋病患者，或長期服用免疫抑制劑，都容易得到癌症。免疫系統像警察般周圍巡邏，遇到早期癌細胞和癌前病變，免疫系統能夠把這些早期病變消滅。現今，西醫逐漸提倡免疫療法治療癌症，亦正正是這個原因。但相對化療和標靶藥物直接攻擊癌症，免疫療法是一種較新的治療，仍然需要更多醫學研究才能推廣。臨床所見，免疫療法並不是每一個病人都有效，這說明了什麼問題呢？是否有些病人

免疫力不足？我們如何能夠提升人的「免疫力」？

中醫扶正氣抗病魔

免疫療法就像中醫所說的「固本培元，提升正氣」。所謂「正氣存內，邪不可干」，即人的正氣（免疫）強，根本就不會生病。中醫有很多提升正氣或免疫力的療法，這亦是中醫的強項。不同方法要根據病人的體質而採用。這即是中醫所說的「因人制宜，辨證論治」。舉例說，大家都是肺癌病人，有些病人表現出陰虛，如消瘦、皮膚乾燥、口乾、心煩、失眠、夜汗等，需在抗癌藥物治療中加上養陰藥物去提升抗癌能力。但另外一些病人可能是肺氣虛弱，表現氣喘，經常手腳無力，身體疲倦等，這時候要服用益氣補氣的藥物來提升正氣。常有病人問：應不應該食冬蟲夏草？應不應該食靈芝？應不應該食北芪黨參？其實按中醫理論為病人固本培元，要根據體質開藥，故沒有一個通用答案。

癌症要戒糖嗎？（上）

　　一個患上胰臟癌的老婦，得病後家人帶她去尋求著名中醫的意見，對方建議戒碳水化合物，認為「癌症食糖」，沒有糖分，癌症便自然會死亡。戒了幾天碳水化合物後，老婦因為低血糖暈倒入院。家人甚為後悔。

　　日常工作中，常常會被病人問到，癌症病人是否要完全戒糖？完全戒食碳水化合物？根據筆者所知，坊間有不少著名的中醫會叫病人戒糖，甚至避免進食所有碳水化合物，例如白飯、麵包等，因為碳水化合物在體內分解為糖分。目的是利用戒糖禁食的方法，去「餓死」癌細胞。究竟這種講法在中西醫兩方面是否有道理？

癌細胞「搵快錢」需大量吸糖

　　首先從基礎細胞學講起。無論是癌細胞或是正常細胞，糖分是大部分細胞的主要「食糧」，為細胞的生存和各種功用提供能量。修讀生物化學的人都知道，糖分進入細胞後主要經過兩個部分分解為能量。第一個部分糖解（glycolysis），在細胞液中進行，

這部分產生的ATP（細胞能量的單位）較低，但好處是速度快，而且不需要氧氣；第二部分需要線粒體的幫助（線粒體就等於細胞內的工廠），這部分產生很多ATP，但是亦需要很多「成本」，這些「成本」就是氧氣。

正常的細胞，兩部分分解作用同時進行，因為氧氣供應充足，所以可產生大量ATP。癌細胞生長太快，很多時候沒有足夠的血管去提供氧氣，這情況特別在很大的腫瘤和腫瘤中心地帶更為明顯。於是癌細胞主要透過第一部分分解糖分，即在缺氧情況下進行糖分分解，學名是anaerobic respiration，中文可翻譯為缺氧呼吸或無氧呼吸。這樣可以給癌細胞極大好處，就是即使在缺氧的情況下仍然能夠生存和生長。

約在一百年前，德國科學家諾貝爾得獎者Warburg發現一個非常有趣的現象，就是癌細胞即使在有氧氣的情況下，仍然偏向使用anaerobic respiration。這個現象後來稱為Warburg effect。簡單來個比喻，癌細胞消耗糖分，採取「搵快錢」的方法，即使你給了「成本」（氧氣），癌細胞並不偏向使用這些成本去產生更多ATP。因為使用第一部分分解（anaerobic respiration），雖然性價比較低（產生較少ATP），但是速度快，對於快速生長的癌細胞，有莫大好處。

所以癌細胞和正常細胞相比，要產生同等分量的ATP，需要更加多糖分。亦因此癌細胞吸糖的能力比一般細胞高。驗測癌症的正電子掃描（positron emission tomography，簡稱PET scan），就是注射一種特別糖分，藉此分辨身體不同地方吸收糖

分的高低，來斷定癌細胞的位置和活躍程度，高活躍的癌細胞，吸糖能力最強。但亦有些癌症並不十分吸糖，例如腎癌和前列腺癌。這就是為什麼有些人認為「癌症食糖」這個理論的根源。

乳酸令殺死癌細胞的免疫力下降

另一方面，因為癌細胞用上 Warburg effect 這種「搵快錢」的方法，糖分的能量不能完全分解，會產生一種副產品——乳酸（lactic acid）。乳酸是一種酸性物質，會令癌細胞的微環境（micro-environment）較為酸性，有研究證實在這種酸性的環境中，白血球中的淋巴細胞不能正常運作，令殺死癌細胞的免疫力因而降低。另外，因為癌細胞搶了糖分，淋巴細胞不夠能量工作，亦是其中一個原因。但這裏講的酸性，是指癌細胞周圍的一個微環境，和血液中的酸性並不是同一回事。所以有人提出服用較鹼性的物質來抗癌，看來未必能夠達到預期的效果。

那麼，癌症病人應否避開糖分和碳水化合物？在餓死癌細胞的同時，會否同時餓死正常細胞？有否科學證據？中醫方面有何看法？下一篇我們再討論。

癌症要戒糖嗎？（中）

上一篇談到癌症和糖分的關係，簡單講述了「癌症食糖」這個理論的生物化學基礎。有醫生朋友問，為何看了全文，仍然未到「戲肉」？我不是刻意賣關子，而是知道坊間很多癌症資訊並未把前文後理仔細說清楚，再加上以訛傳訛，令到很多概念扭曲，最後苦了病人。英文有所謂「a little knowledge is a dangerous thing」，此之謂也。

高 GI、高 GL 的食物增癌症風險

究竟糖分和碳水化合物會否使癌症快速生長？很多食物含有碳水化合物，但有不同的升糖指數（glycemic index，簡稱 GI）和升糖負荷（glycemic load，簡稱 GL）。

升糖指數是碳水化合物進入腸胃後，血糖的上升速度，速度愈快，升糖指數愈高。升糖指數高的食物，大都是化學結構簡單的糖分或是容易消化的碳水化合物，例如西式蛋糕、雪糕、白麵包、汽水、薯仔等。升糖負荷是食物中碳水化合物的分量，會影響血糖水平。

近年愈來愈多科學研究發現，高 GI 和高 GL 的食物會增加某些癌症的風險。

高升糖指數的食物，食後會急速提升血糖，身體因而反應性釋放胰島素。胰島素會命令身體各種細胞，從血中吸收糖分，從而令血糖保持一個穩定水平，這是胰島素最基本的作用。但是，胰島素亦有類似生長因子的作用，細胞生長因子（growth factor）正是刺激癌細胞生長的重要元素。胰島素亦會增加另一種細胞生長因子的活性和有效性，這就是類胰島素生長因子（insulin-like growth factor，簡稱 IGF）。長期進食高 GI 和高 GL 食物，血液中胰島素和 IGF 偏高，刺激癌細胞生長，減低癌細胞凋謝速度，刺激男女性荷爾蒙的分泌，從而提高了某些癌症風險。所以，癌症和糖分的關係，涉及非常複雜的機理，並非簡單說「癌症食糖」。

血糖和胰島素長期偏高，會造成胰島素耐受性，同時間亦會導致肥胖和二型糖尿病。所以，肥胖是很多癌症的重要風險。近來研究指出，進食高 GI 和 GL 食物，有機會增加患上乳癌、子宮內膜癌、腸癌、肺癌和前列腺癌風險。聰明的讀者可以看到，這些癌症與肥胖密切相關。當然很多研究報告仍然存在一些不確定性，因為科學上要確認環境和食物對癌症的影響，需要長時間研究。正如吸煙引起肺癌，也經過幾十年的研究才能證實。那麼，有人提出癌症病人戒糖和碳水化合物是否可取？

碳水化合物不宜完全戒

首先，無論正常細胞或癌細胞，主要有三種途徑提取能量，

分別是糖分、脂肪酸（從脂肪分解出來）和酮（ketone，由脂肪和蛋白質分解出來）。大腦只能利用糖分和酮來產生能量，所以血糖過低很容易影響大腦功能，甚至暈倒。如果要減低碳水化合物的攝入，必須同時提高脂肪和蛋白質吸收，否則可令病人營養不良，影響治療效果。

其實並不是各種碳水化合物都不可以吃，升糖指數較低的糙米、印度香米等全穀類，因要經過較長的消化程序，血糖不會迅速飆升，從而避免胰島素和IGF大量提高。因此我並不建議完全戒掉碳水化合物。

甜食方面，例如汽水、蛋糕、雪糕、餅乾、白糖或其他甜品等，建議病人完全戒掉。理由是這些食物本身沒有營養價值，同時引起肥胖，提高心臟病發風險，若可能透過上述機理刺激癌細胞生長，就更加不值。但必須提醒病人，改變飲食習慣時，必須緩慢進行，不可操之過急。因為見過不止一個病人，一下子戒掉所有碳水化合物而出事。

正如中醫所講「以平為期」，著重平衡，著重王道，操之過急或極端方法醫病的霸道方法，並不符合中醫概念。下一篇將從中醫角度再談。

癌症要戒糖嗎？（下）

前兩篇文章談及癌症食糖的理論基礎，以及西醫對於癌症食糖的看法，也講述了「升糖指數」和「升糖負荷」兩種概念。這一篇將從中醫角度再作解釋。

甜食生「濕」黏連難纏

中醫如何看待甜食？中醫認為各樣的甜食都產生「濕」。平日我們經常聽到「濕滯」、「濕熱」，究竟「濕」是什麼？簡單來說，濕是身體的廢物、無用的廢水。經常食糖分高的食物，脾胃難以消化就會產生濕，濕的特性是黏連、纏綿難癒，即俗稱的「好難清」，就像廚房裏抽油煙機的油漬，往往難以清除，要很多時間才可以洗乾淨。當濕愈積愈多的時候，同一時間會產生「熱」。熱，類似西醫學中所講的發炎。濕熱兩者互惠共存，難以一時清除。所以俗語常說「濕滯濕滯」表示麻煩事，其實已經意在其中。

慢性炎症中醫視作濕熱

西醫所講的很多慢性炎症，在中醫看來都是濕熱，舉例說，

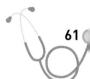

反覆性尿道感染、大腸自身免疫發炎症、皮膚的各種瘡瘍等。那麼慢性發炎和癌症有什麼關係呢？二〇一〇年出版的著名學術期刊《細胞》中，重新提出了癌症產生的十項特質（hallmarks of cancer），其中新增的一項就是長期發炎。最明顯的例子就是胃癌。現在發現不少胃癌是因為胃部感染幽門螺旋桿菌，引起慢性發炎，最後變成腫瘤。又例如克隆氏症和潰瘍性結腸炎，大腸因為受到自身免疫力攻擊而長期發炎，增加了患大腸癌的風險。所以這些病人要定期進行腸癌篩查。又例如下肢皮膚長期潰瘍亦有可能變成癌症。所以長期發炎可以是致癌的，中醫往往就會叫患者減少進食產生濕熱的食物，和現代對癌症的認識有異曲同工之妙。

所以從中醫的角度，癌症病人其中一樣需要戒口的是各類甜食（當然亦有其他食物需要戒口，有機會再詳談）。一些糖分較高的水果，很多時亦是產生濕熱的食物，例如菠蘿和芒果，這一類水果應盡量少吃。過往傳統西醫一般不重視戒口，但近年已經有愈來愈多研究證明，升糖指數高的食物，會增加身體發炎反應。這就解釋了為何普通市民都注意到，進食某些食物後，皮膚病會增加，例如濕疹、暗瘡等，其實都是發炎反應增加的表徵，和中醫說戒口避免進食熱氣食物是一脈相承。

至於米飯等碳水化合物，適當進食是必要的。現代營養學認為糙米溝白米好，中醫亦認為單吃紅糙米，身體會較為乾燥，兩種均衡進食是必須。

對於有人建議完全戒糖，其實不少中藥當中亦含有糖分，例如人參、西洋參和生地黃等，可見中醫都不是主張完全戒糖。

癌症病人的飲食宜忌絕對是一個非常複雜的課題，希望這三篇文章，能為大家打破一些迷思。

大腸癌＝濕熱？

近期政府推行大腸癌篩檢，鼓勵市民參加，希望透過篩查及早找出早期大腸癌和大腸瘜肉患者。

大部分大腸癌是由良性瘜肉慢慢生長而成，良性瘜肉變成大腸癌需要十年時間。所以如果能夠在瘜肉變惡性前切除瘜肉，就能防止大腸癌的發生。另外，逐漸有科學研究證明大腸癌的形成和腸道細菌有關，研究發現多種腸道細菌（簡單如某些類型的大腸桿菌）與大腸癌的出現有關。

那麼中醫如何看大腸癌的形成？現代科學能否解釋中醫觀點？

中醫認為大腸癌多為濕熱積聚引致

什麼是濕熱呢？濕熱就是身體的廢料產物。濕熱這兩個字相信大家都經常聽到，一般人所感受到的是輕微的濕熱，只有嚴重的濕熱積聚很久才會致癌。輕微的濕熱，徵狀包括大便感到有灼熱感、大便黏連、裏急後重（即使排便後仍有便意，但只是排得很少，有排不乾淨的感覺），亦可有肚瀉。中醫認為濕熱和香港南

方的氣候有關，但最為有關的還是食物。

　　現代研究亦發現，食物會改變大腸中的細菌組成（microbiota），例如長期進食紅肉，大腸中引起發炎的細菌會增多，導致大腸黏膜長期發炎，加速了腸道瘜肉和腫瘤的形成。這種慢性發炎和一般的急性腸胃炎不同，病人未必有徵狀。但現在已有初步研究，透過檢查不同人的大便細菌組成，推敲患大腸癌的風險。傳統中醫問診很著重病人大便的形態。或許在不久將來，看醫生時只要留大便樣本，便可以驗出癌症，這和中醫一脈相承。

　　至於如何改變大腸中的細菌組成分布？

　　第一，透過食物。中醫常叫病人戒口，用食療醫病。

　　第二，進食益生菌。益生菌是益菌，腸道益菌和壞菌互相競爭，可減低壞菌數量。市面上有各種益生菌補充劑，進食前宜先請教醫生。

　　第三，現在有研究把健康人的糞便稀釋後移植到病人身上，讓好菌進入病人的大腸中，從而治療腸道疾病。這方法證實可治療因長期服用抗生素所造成的厭氧細菌肚瀉。至於未來能否用這種方法醫治大腸癌，仍有待進一步研究。

治癌著重大便暢通

　　無獨有偶，中醫一些常用來治療大腸癌或治療濕熱的藥物，都有不同的抗菌功能，例如黃連、馬齒莧、敗醬草等。現代草藥

研究發現這些中藥有消炎抗菌的功用。如上述所說，腸道慢性發炎是引起大腸癌的重要因素，而這些壞菌分泌的毒素，正是引起大腸慢性發炎的原因。利用這些殺菌消炎的中藥把壞菌殺死，消除腸黏膜中的慢性發炎，有可能治療或預防大腸癌。或許我們可以從這個方向，窺視中藥治癌的奧秘。

中醫治癌，非常重視保持大便暢通。因為大腸屬於「五臟六腑」的「六腑」，所謂「六腑以通為用」，保持大便暢通能夠把各種「毒素」和「濕熱」物排出。這可能與現代醫學所說大腸內的細菌毒素、黏膜發炎因子類同。透過保持大便暢通，維持正常健康的黏膜，即所謂以通為用。

當然中藥著重整體調理，不能單靠幾味中藥治療。在臨床中發現腸癌病人，除了有濕熱的中醫證候，有部分兼血瘀的情況。血瘀即是人體正常的血液運行受阻，從而產生的一種病理產物。經絡的運行阻滯，從而慢慢積聚成腫瘤。愈多的積滯，血瘀就更加厲害，形成一個惡性循環。若然利用中藥去治療癌症，必先請教自己的醫生和中醫。

疾病機理和身體治療階段各有不同，不能死守一種方法墨守成規。經常見市面或網上說某一種中藥或補充品能夠醫治所有癌症，筆者甚為存疑。

正所謂「用藥如用兵」，從未見過一種方法可以打勝所有的仗，就正如沒有一種藥物能夠完全醫治所有的疾病。調兵遣將，行軍布陣，從來需要將軍的部署謀略，那麼行醫治病是否同理，就留給讀者自己思考。

致癌食物中醫觀

　　二〇一五年世界衛生組織宣布經醃製的肉類是一級致癌物，在社會上引起不少爭議。這其實和中醫所說濕熱中的熱有一點點關係。

　　首先在現代科學的觀點來看，各類醃製的肉類，例如煙肉、火腿和腸仔等，在製作的過程中加了不少香料和防腐劑。而且經過高溫處理的肉類如煙肉，會釋放致癌物，例如多環芳香烴（polycyclic aromatic hydrocarbons）。這類致癌物亦可在經過燒烤、煎炸的紅肉上找到。現代醫學相信大量進食這些肉類會增加癌症的風險，特別是大腸癌。故此醫生常常建議病人或健康的市民平日飲食要多菜少肉，維持正常的腸道健康。那麼這和中醫所說的濕熱有何關係？

膏粱厚味食物令濕熱積聚

　　在中醫的角度，大腸癌大多是因為濕熱積聚所致。各種醃製肉類和經過燒烤的紅肉都屬於膏粱厚味的食物。而膏粱厚味的食物正正是濕熱積聚原因。這可能是各位讀者的家長或長輩由細到

中醫西醫看癌症　第二章

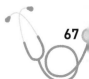

67

大都叫大家少吃煎炸熱氣食物的原因。可見很多民間智慧也有中醫的理論基礎。這亦是中醫所說的「醫食同源」。

在膏粱厚味的食物上，中西醫其實也有共通之處。當然我們不可以簡單地把中醫所說的「熱氣」，和多環芳香烴等致癌物等同。余秋良醫生曾提到醫學的物理與化學，筆者十分認同。假若說西醫是化學，各樣致病原因都由物質的化學成分解釋；中醫則是物理學，身體的健康是由各種平衡所達致。所以「熱氣」中的「氣」和物理能量與熱能也有一定關係。

清熱解毒治療頭頸癌

各位讀者也有經驗，進食這些醃製肉類或者是 BBQ 後，都會有口乾、喉嚨不舒服、口舌生瘡等熱氣病徵。民間俗語稱為「上火」，中醫則稱為「火性炎上」。這是一個很貼切的形容詞，即是這些熱氣侵犯人體的上部。這些「乾火」就像濕熱沒有了濕一樣。對於各類頭頸癌病，在中醫看來都是大量「熱氣」長期積聚而成。所以中醫常常用清熱解毒的方法來治療頭頸癌。雖然部分中藥如白花蛇舌草可以清熱解毒，但筆者不建議病人自行服用，因為不適當使用中藥，毒性是可以很大的，宜請教註冊中醫師。

乳癌病人可以飲豆漿嗎？

日常工作常常碰到乳癌病人問醫生可以飲豆漿嗎？是否需要避免進食黃豆類產品？很多病人以為黃豆中的植物雌激素會促進乳癌細胞的生長。其實這是一個誤解。

首先，的確超過一半的乳癌都是帶有雌激素受體（estrogen receptor），即是說這些癌細胞的生長，會被體內的雌激素刺激增快。所以臨床上治療這一類乳癌，會運用抗雌激素的藥物，例如他莫昔芬（tamoxifen），以治療已經擴散的乳癌或者是減輕初期乳癌的復發。所以很多病人一聽到黃豆中有植物雌激素，看字生義，便認為植物雌激素等同雌激素，會刺激乳癌生長。

人體雌激素 ≠ 植物雌激素

其實黃豆當中的大豆異黃酮（isoflavones）包含多種物質，屬一類植物雌激素（phytoestrogen），是植物中一種天然的荷爾蒙，但和人體中的雌激素並不是同一種物質。如果大家記得中學時代的化學課，大豆異黃酮的化學結構總共有三個環；人體中的雌激素（其主要成員包括雌二醇（estradiol, E2）、雌酮（estrone, E1）和雌三醇（estriol, E3））的化學結構則有四個環。

雖然大豆異黃酮這種植物雌激素能夠依附在乳癌細胞的雌激素受體，但它依附在受體後，並不會刺激癌細胞增長，反而因為已經佔用了受體，令到其他人體的雌激素不能佔位，因此無法刺激癌細胞生長。情況就如地鐵車廂中，所有位置都已經被大豆異黃酮素佔據，人體的雌激素不能進入車廂內，惟有落車。（幸運的是人體的雌激素受體沒有關愛座。）

適量進食黃豆類製品有益處

因此日本和中國都有一些公共衛生研究指出，婦女定期進食適當的黃豆類製品，患乳癌的機會反而減輕。而且黃豆類製品還有其他益處，包括降低血液中的膽固醇，預防骨質疏鬆，具抗氧化和護膚等功能。當然這些研究是調查進食黃豆類食物婦女的乳癌發病率，對於服用異黃酮補充劑是否能夠達到相同甚至更好的效果，仍然未有結論。

那麼是否黃豆類製品對乳癌病人愈多愈好？現在科學上並沒有答案，而且亦沒有顯示大量的黃豆類製品能夠治療癌症。其實任何健康食物，都是適可而止，就如《黃帝內經》所說「以平為期」，不多不少，合乎中庸之道方為上法。那麼每天的一般攝取量是多少？有專家指出，每天半杯黃豆，或一杯豆奶，或三安士豆腐都是合適的。

但是臨床所見，有部分病人飲了豆漿後，會有胃氣過多的情況。中醫來說，豆漿是能夠生濕的食物，部分病人建議加入一些健脾的藥膳來幫助消化。這方面可請教大家的家庭中醫。

與癌共存，停止化療？

常說西醫「微觀」，中醫「宏觀」，這只點出了中醫和西醫在疾病診斷方面一些不同的概念。西醫除了診斷檢測技術不斷細化，治療也由機理發展往細胞生化進一步細化著手。西醫診斷生病與否，先依賴臨床檢查，如未能斷症則深入檢測化驗。西醫視身體如 Lego（樂高）積木，由不同部分堆砌而成，健康就是使每個部位健康；而治療策略也是根據不同部位治療，並利用藥物跟隨生化靶點擊中治療部位。

中醫注重「宏觀」的整體治療，重視整體處理人體對環境反應的調控，認定個人健康除了依身體各部分的健康外，更靠外在環境因應融合的能耐。中醫將人體比擬為一個國家，身體部分看為不同崗位／功能，需互相配合。例如說「五臟六腑，心為之主，耳為之聽，目為之候，肺為之相，肝為之將，脾為之衛，腎為之主外」，中醫藉提升身體各部整體的能力，以及增進不同功能的配合去對抗疾病。

中西醫聯手穩固「堤壩」

中西醫治療策略不同，結合中西醫治療往往可給予病人更全面的治療。曾有一病人患上骨髓癌，西醫化療已打了二十針，病人血液內高量癌細胞已減至微量。病人查詢得知再打化療針，只是減低癌細胞數量，但仍會有小量癌細胞存於血液，繼續打化療針仍有可能復發。病人這時開始常暈眩不適，認為既已清除癌細胞至一個很少的數字，何不減少化療及其不適，「與癌共存」。

病人問我應否轉用中醫或氣功等療法，可否停止或減少化療，如由每星期一次轉為二至三星期一次。她的想法等於說地板已掃乾淨，只有小量癌細胞已很不錯。我糾正她的想法，自身防禦系統好比建造中的水壩，癌病不只是濁泥卻是病如洪水。雖然病情已好了很多，但洪水其實未平伏，可隨時再來，減慢清除惡力會讓惡力侵入，繼而堤壩不穩，又再崩堤。故建議病人要完成西醫化療，清除剩餘的癌細胞至最好的狀態，同時以中醫療法鞏固堤壩，即提升整個身體的自我防禦能力。這種比擬法中醫西醫皆可靈活運用，制訂治療策略時可增加效益。

「宏觀」醫學主要通過多層次、多角度、多方位的整體調控治療疾病，藉現代方法逐步發展成一種醫學理論體系。中醫西醫各有特色，將醫學中的宏觀生命與微觀生化體打通，就是中西醫結合的其中一環。

重新思考腫瘤的中醫病因

　　筆者曾在瑪麗醫院工作，發現不少腫瘤病人都有看中醫和食中藥的習慣。據本地調查顯示，最少一半的腫瘤病人會利用中醫療法治病。這幾年來筆者在工作中蒐集和分析很多病人的中藥藥方，當中不少是出自香港或廣東省的有名中醫。在跟進這些病人的進展當中，從而對中醫藥治癌得出了一些體會，並重新思考中醫傳統理論如何看待腫瘤這個疾病，亦思考如何將西醫治癌的各種方法融入在中醫的理論體系中，以「中醫為體，西醫為用」的方法醫治病人。希望藉此文和各位讀者分享。

　　很多人覺得中醫是一成不變，其實不然。中醫對腫瘤的認識亦隨著科技進步，在傳統中醫經典上，產生了新的中醫藥腫瘤治療理論。現代中醫界對腫瘤的病因、病機一般已有共識，分述以下幾方面。

（一）熱毒致癌

　　熱毒即平日我們廣東人所說的熱氣，又或者是北方人所說的「上火」。熱去到極點即化為熱毒。熱毒的來源有多方面，有的

是本身體質陰虛內熱，有的是平日休息不足、睡眠不足產生的內熱。當然更多的是因為飲食攝入過多辛辣肥膩和味道重、糖分高的食物，或是煙酒過多，積聚已久便化為熱毒。亦有一些是感受外來之熱邪。

臨床所見，很多的腫瘤都有熱毒，例如是頭頸癌，很多表現成潰瘍、疼痛、流血。傳統上，很多腫瘤病人都有長期食煙飲酒或進食辛辣的習慣。正如中醫所講上部有熱。西醫學認為頭頸癌都與該部位長期發炎有關。西醫和中醫所說的熱是一致的。

另外，現在西方社會發現一種愈來愈普遍的咽喉癌，多發生在年輕而且不吸煙不喝酒的病人當中。這一種癌症和人類乳頭狀病毒（human papillomavirus，簡稱 HPV）相關。（HPV 亦會引起子宮頸癌、陰道癌和陰莖癌。）與此同時鼻咽癌和 EB（Epstein-Barr virus，簡稱 EBV）病毒關係密切，由此可見病毒能夠引起癌症，這亦引證中醫所說的感受熱邪致癌的前瞻性。故此香港的黃雅各教授亦主張治療鼻咽癌除了要用清熱解毒的藥物，另外也需要加一些解表的藥，以驅除外邪。從病因中截斷癌症的來源。

此外，熱毒可產生肺癌。現代中醫的概念中，吸煙引起肺癌是因為煙草是熱毒。但這十多年愈來愈多肺癌病人並非吸煙者，這情況在亞洲甚為普遍。除了和自身的基因變異有關，有論者亦提出這是因為空氣污染所引致。在中醫的角度空氣污染是否會產生熱毒呢？各位中醫名家科研當中並未提出這個觀點，但從西醫的角度看空氣污染，這只會引起肺部的慢性炎症而沒有證據證實會增加肺癌的風險。

那我們能否利用中藥的養陰潤肺來清熱消炎，預防這種肺癌呢？相信這是中醫學者所探討的問題。根據中醫的理論，利用養肺氣養肺陰的藥物應能起保護肺部的作用。由於此類癌症不少會出現基因突變，例如是表皮生長因子受體（epidermal growth factor receptor，簡稱 EGFR）、間變性淋巴瘤激酶（anaplastic lymphoma kinase，簡稱 ALK）等基因突變，這種癌症治療的好處是可以利用標靶藥治療，避用副作用較大的化療。但在中醫文獻當中仍未有人提出如何看待這種癌症的基因特異性。

人體中有熱毒亦會產生癌症。常見的癌症有肝癌、膽管癌。這類病人通常有肝膽濕熱病徵，表現為發燒、周身發黃、右上腹有硬塊、骨疼痛等等。中醫相信這類病人大多飲食不節制，過量進食肥甘引發濕熱。當然也不能忽略乙型肝炎引起的肝癌，或者是長期膽管閉塞引起的膽管癌。這一類病症在中醫看來都是肝膽濕熱。肝膽癌症一般在西醫上，除非能用手術完全切割，否則較難治療。近來治療肝癌的藥物有很大的進步，不單有新型的標靶藥，亦慢慢地開始使用免疫療法。近年電療技術愈趨成熟先進，愈來愈多肝癌病人接受立體定位放射治療（stereotactic body radiation therapy，簡稱 SBRT），局部控制成功率甚高。臨床發現，中藥對於肝膽癌症療效甚好。曾經見過一中年膽管癌病人，瀰漫性肝轉移，單純利用清理肝膽濕熱的中藥，再加上一些特異性的抗癌中藥，控制了差不多五年，癌細胞幾乎完全消失。有一次病人在正電子掃描（PET scan）中發現肺部有一個活躍性組織，懷疑是腫瘤翻發。到醫院進行穿刺，後來證實只是一些感染，並非腫瘤轉移。從筆者的觀察所得，這並不只是一兩個病

例。由此可見中醫的理論是能夠直接指導臨床治療，但要找出治療的機理，還要進行更深入的科學研究。讀者有興趣可參考陳炳忠教授的著作。

身體的濕熱下注，則會引起大腸癌和泌尿系統的癌症。這方面可以參考前文〈大腸癌＝濕熱？〉。臨床所見，單純用中藥治療這一類癌症，療效不及肝膽的癌症。

（二）痰濕阻滯

所謂痰濕，並不限於一般咳出來的痰。痰濕是指身體的水流不能正常分布，又或者淤塞在一些不應該有水的位置。很多中後期的癌症都常見這情況，例如會有水停留在胸腔，成為胸腔積水；或停留在腹腔當中，形成腹水；又或停留在心外的心包層中，形成心包水。西醫一般會利用插針放水的方法，解燃眉之急，但其實也是治標不治本。如用中醫利水化濕的中藥治療，亦只能去除這些積水而無治療痰濕本身。

中醫認為癌症是一種阻塞的疾病，痰濕阻滯可以是癌症形成的原因，亦可以因為其他原因引起痰濕阻滯，繼而令癌症病情更加複雜。而痰濕的產生大多是脾胃功能失調，又或者是長期飲食不節制所引起。痰濕亦可以和熱毒互相交結，形成濕熱，產生上述所講的肝膽癌症，或者是大腸癌等等。

此外有一種癌症較為罕見，就是原發於肌肉，或軟組織，或者是骨中的肉瘤（sarcoma）。肉瘤當中可細分成超過七十多種的癌症，很多都是惡性程度甚高，而且很容易轉移的疾病。在西醫

的治療上，大多以化療為主，亦有小部分可使用某類的標靶藥治療，但療效一般。

這些肉瘤在中醫看來，很多是痰濕流注所引起。即是說，痰濕這些廢水，隨著經絡從臟腑慢慢遊走於肌肉、關節、脂肪或骨骼當中，慢慢形成惡性的毒瘤。四肢或身軀突然長出一個腫瘤，而且一般生長速度很快。在古代，屬於怪病的一種。中醫有所謂「怪病生於痰」，正是這個意思。以化痰散結通經絡作治療，打通身體微細的經絡，人的身體就可以把這些垃圾清除。而微細經絡能夠暢通與否，其實和身體的肌肉筋膜是否鬆弛有關。

近幾年，科學家發現在血管的外圍，有一種新的微細管道，替身體傳輸營養和去除垃圾，這個系統和淋巴系統是相互獨立的。很有理由相信，這些微細管道正正是中醫所講的經絡。除了藥物以外，透過按摩、針灸、推拿、拔罐等中醫方法，亦能夠把這些經絡打通。故此不少病人治療腫瘤亦會配合使用這些療法。曾有病人的肉瘤轉移到肺部，長期服用化痰散結中藥，三年間腫瘤只是緩慢生長，沒有影響到肺部功能和生活質素。

（三）情緒不舒，氣機鬱結

中醫認為假若病人的心情長期鬱結，情志失調，會引起身體的氣運行不順，繼而使經絡阻塞，產生癌症。在臨床中所見，這常見於乳癌和胃癌的病者。以乳癌為例，很多病人都有長期情緒抑鬱，長期承受生活壓力，或因婚姻關係問題，經常處於恐懼當中。基本上有經驗的醫生，都會發現乳癌的病人特別緊張，在求診時特別多問題。有一次門診見到一前列腺癌病人，正在說服他

接受電療期間，他的太太快速地問了幾個問題，甚為憂慮，筆者根本沒有機會回答她的問題。然後他太太說自己也有病。我跟她說：「你是乳癌病人。」她驚訝為何我會看得出來。其實就是根據典型的乳癌病人性格來推斷。

乳房位於肝的經脈上，而情緒鬱結，第一就會先影響肝經。中醫治療方面，差不多一定會用到疏肝理氣和平肝安神的藥物。另外必須再加上情緒上的開解，並配合運動紓解身心。內外配合以治療乳癌。

至於胰臟癌，中醫來說亦是和身體氣機疏調不順有關。胰臟大約位於胃部的後面，屬於「中焦」的範圍。「中焦」是指人體的中部，是氣在身體上下流通的樞紐。很多時這類病人情緒較為鬱結，一般有很多思想上「諗唔通」的負擔，所謂「思則傷脾」，久而久之損傷脾胃，氣機鬱結在中焦因而生病。為什麼傷脾和胰臟有關？其實中醫所講的脾，是包含了西醫所講的脾臟（spleen）和胰臟（pancreas）。兩者雖然是獨立的器官，但在解剖學上胰臟的尾部和脾臟是連在一起的。功能上一個負責消化吸收食物，一個負責免疫系統。傳統西醫認為功用南轅北轍，但兩者在最新的免疫學醫學看來，其實密切相關。可見中醫說的五臟六腑跟西方的解剖學上的人體器管位置不謀而合，亦考慮到各臟腑的功能。至於為何 pancreas 翻譯成中文會稱為「胰臟」？這是西方醫學傳來中國時翻譯上的一個謬誤，有機會再談。

所以中醫治療癌症，除了用藥物去緩解情緒上的鬱結，還要時刻叮囑病人注意調神，注意情緒上的控制，這看似很簡單，卻是治療癌症的一個重要關鍵。

（四）瘀血阻塞

中醫講瘀血是指一些運行不順的血液，淤塞成為一個病理產物。氣要流通，血液要流通，任何運行不順的血液就好像一條河流湖泊的水不流動，即是一潭死水。死水不但不能灌溉植物，供人們生活使用，而且會帶來蚊蟲臭氣等等。此亦即中醫所說「流水不腐」的意思。

瘀血阻塞實在是很多癌症的一個重要病機。臨床所見，差不多大多數的癌症病人，都有瘀血阻塞的病徵。例如是舌苔發黑有瘀點，又或者是皮膚出現不同的紅點黑點。不少病人都會察覺在患癌症前幾年身體突然出現多多少少的紅點黑點。這些點類似於西醫所講的 campbell de Morgan spots，西醫一般認為這和年紀增長有關，所以沒有臨床意義。但在中醫的角度屬於肌膚甲錯的一種，身體瘀血阻塞的情況愈來愈嚴重。

當這些有問題的瘀血積聚，久而久之有機會形成癌症。至於為何瘀血會阻塞呢？原因有很多種，例如運動不足、血流不暢、睡眠不足、進食了產生淤塞的食物，或情緒影響等等。故此中醫治療癌症，大多會用活血化瘀的藥物，然而各種藥物特性有不同，適合於不同階段和不同的癌症。有中醫學者提出，可服用三七粉，亦即是田七粉來治療癌症。三七不單可以活血化瘀通絡，亦有點像人參，可益氣補虛，惟使用前必先請教註冊中醫師。

從西醫的病理學角度，腫瘤會透過血液轉移變成擴散腫瘤。它們首先要進入血管，然後隨著血液運行全身，最後在適當的地方從血管走出來著床，再走到其他器官繼續生長。在這個複雜的

過程中，大多數腫瘤會分泌刺激血管的生長因子，產生很多迂迴曲折的微細血管，令腫瘤細胞有機會從這些小血管進入大血管這條高速公路。另外，腫瘤靠著這些新的小血管來不斷吸收營養加速生長。西醫治療不少腫瘤亦是利用攻擊這些血管生長因子的標靶藥物，導致癌細胞因為缺血而死亡，例如是在治療腸癌和腎癌時尤為多用。

既然腫瘤有那麼多血管產生，好像和中醫所講的血瘀阻塞互相矛盾。其實不然。雖然腫瘤附近有很多微細血管產生，但這些微細血管雜亂無章，就像一些未正式開闢的小山路，很多時血液在那裏流通得很慢，而且藥物亦很難透過這些小路進入腫瘤。所以這情況跟中醫所講的血液阻塞其實是一脈相承。使用標靶藥後，這些微細血管會消失，而血液在腫瘤附近的流通會回復正常。一方面化療藥物可以重新進入腫瘤細胞發揮功效，另一方面可以阻斷腫瘤吸收附近組織的營養。從這個方面看來，中西醫對於從血液方面治療癌症有一點點相通。

中國內地有中醫學者曾經提出，參考西醫的理論，早期腫瘤不適宜使用活血化瘀的治療方法，避免腫瘤加快進入血液運行全身。在筆者看來，這些是「知其一，不知其二」的看法。

現代流行的西方免疫治療，用不同的方法以刺激身體的淋巴細胞，令身體的免疫淋巴細胞直接攻擊癌症。理論上聽起來應該是戰無不勝的方法，但事實上有效度一般只有兩至三成，現代科學家提出了不少原因，其一是淋巴細胞雖然很活躍，但無法進入腫瘤細胞當中。癌細胞的外圍環境有不同的纖維化，形成一道城

牆，這在胰臟癌中尤為多見。中醫療法中的「活血化瘀，破實攻堅」，正正就是針對這個問題。

可見中西醫其實在這方面甚為互通，至於實質活血化瘀是否可強化西醫免疫療法，還要進行更多研究。

（五）正氣虛弱

用現代的術語，正氣虛弱即免疫力不足。但免疫力有很多種，所謂免疫力不足其實亦很難說清楚。

一般中醫認為，腫瘤病人在中後期很多時會因為腫瘤消耗身體的營養，又或者是飲食不足、治療所帶來的副作用，引起不同的氣血陰陽虛弱。

筆者留意到有些癌症病人雖然只是二十多至三十多歲的年輕人，但從中醫的角度，這些病人從發病以來很多已有明顯的虛弱情況。例如一個二十歲出頭的病人，因為基因問題生了一個非常大的腎腫瘤，而且已經轉移到肺部和骨中。初診已經見他面色蒼白，形體瘦弱，是陽氣虛弱的現象。

又例如，一位經常做運動，外表看來非常健康活躍的年輕女士，剛剛過了四十歲，但在扁桃腺上發現了一個非常罕見的肉瘤。她說她從來沒有什麼大病，但從中醫看來，這基本上是一個陰虛火旺的體質。

我們知道生活環境中有不少的外界物質，或者是病毒細菌等等，都可以引起癌症，但人體也有不少防禦機制去阻止癌症的發

生。現代醫學認為各種細胞內的抗氧化機制可修補 DNA 的損害。中醫方面所謂「正氣存內，邪不可干」，就是指正氣強的人是不會生病的。那麼我們如何保持正氣？方法其實很簡單，但持之以恆才是關鍵，例如足夠的休息、良好的飲食、適量的運動、調節自己的情志等。

但是否癌症病人就要服用不同類型的補品呢？有一位乳癌病人做完電療和化療後，自覺經常口腔潰瘍，身體發熱，聽從坊間意見進食燕窩、龜板、龜苓膏、海參等滋陰的藥物，情況卻是愈食愈差，手腫的情況也加劇。後來按中醫辨證論治，利用活血化瘀的方法治療，身體各種不適反而消失，而且人愈來愈精神。

由此可見，正氣虛弱不一定要服用不同類型的補品。最理想的方法是透過中醫診治定出針對性的處方。中醫有句說法，「識用藥物的，砒霜也是補藥；不識用藥物的，人參也是毒藥」，所言甚是。

臨床所見，有些患者拒絕治療，自己大量進食人參、冬蟲夏草、靈芝等補品，腫瘤竟然愈生愈快，錯失了治療機會。從中醫的角度看，若然本身有痰瘀阻塞，根本不適宜進食補品，否則補了的都是癌細胞，病情只會愈發加重。

以上各種癌症成因當然會互相夾雜出現。中醫治癌最厲害的部分不是什麼抗癌中藥，而是透過診治病人，了解病人的情況而配合用藥，然而，再適合的中藥醫治，也沒有一成不變的萬能丹藥。

中西醫審病辨証

一位中年男士來就診，檢查後發現他的身體健康，沒有病痛，兩年前驗身發現前列腺特異抗原指數（prostate specific antigen，簡稱 PSA）升高，高低徘徊於三至八不等。一般來說，PSA 指數未高於十的話，癌症風險不會太大，我告訴他應該是因為前列腺增生所致。不過，其他相關的檢驗也顯示出他的前列腺有輕微癌症風險。我問他有沒有看專科醫生，他說泌尿外科醫生已叫他接受組織檢查，我也認同應該這樣做。

組織檢驗致癌細胞擴散？

不過，這位病人卻問我可否不做，並當作是癌症或前列腺發大一起去治療。我告訴他針對這兩樣問題，即使中醫藥也有不同治療方法，而且長遠來說，不分辨清楚就當作癌症醫治，也不知應該怎樣評估，以致不會有停止治療的一天。病人這時候強調，他已看了另一位中醫師，對方叮囑他不要做組織檢驗，怕會導致癌細胞擴散轉移。我不禁嘆息，那中醫師可能不知道組織檢驗是經由肛門進行的，就是以超聲波引導細針穿過直腸壁進入前列腺，穿刺並取出前列腺組織作病理化驗。若確定是癌症病變，那

就需要割除檢驗的部位，不用擔心會引致癌細胞擴散。會有這種疑慮，只是因為普通中醫師不明白實質斷証的重要。幸好病人最終選擇相信眼前這位中西醫的見解，了解兩方面的長短處，接受一方面以前列腺增生為前提來醫治，另一方面接受組織檢查以確診病情。

中西醫謙虛學習了解病患

在香港，中醫和西醫在醫療體系中一起幫助病人，各有所長。中醫源遠流長，利用古智慧、多世代的經驗，診斷治療，在很多方面都有成效；西醫亦有檢驗確診和治療的強大力量。若雙方溝通不足，欠缺了解甚至互有猜疑，怎樣對得起大眾市民？怎樣才可達至最佳治療而不至偏頗？

不論中醫或西醫，審病辨証才能真正了解病患問題。若在培訓時，一早打開西醫和中醫學生的思維態度，相信是重要一步。世界在變，學術知識也不斷增加和變化。每一個世代，治療準則和方式都可能會轉變，中西醫又豈可一成不變？所以打開心扉，謙虛了解學習，才是應付這種大趨勢應有的態度。困難的是在這個世代，中醫和西醫本來是因為絕對的不同而分開，現在執行於病人時卻要一起為病人設想。然而，有志者，事竟成，現今資訊發達，要找資料不難，中西醫互相了解和學習，對病人必定大有裨益。

電療可刺激免疫力？

一位年約六十歲的病人，發現肺癌轉移到腦部，病人的家屬甚為憂慮。磁力共振及腦部掃描後，發現腦內有六個細小的轉移腫瘤。筆者建議病人接受電療，家屬都很擔心，問電療是不是會把好與不好的細胞一併殺死？他們經常聽身邊的朋友說電療副作用很大，最好不要做。筆者再詳細解釋治療的利害關係，最後病人同意接受立體定位放射治療，直接把腦部六粒腫瘤消滅。

電療會殺死正常細胞？

病人接受電療後沒有出現太大的副作用，頭痛消失，行動回復自如，而且每天都可以去「湊孫」和飲茶。電療過後再配合化療及免疫療法，消滅身體殘餘的癌細胞。經過差不多半年的治療，身體上暫時找不到任何癌症的痕跡，達到臨床上的完全治癒。現時病人仍在繼續接受治療中，而病人笑說現在的生活和病發前根本沒有分別。

所謂電療，正式名稱應該叫放射治療，利用高劑量的放射線（好比強力的 X 光），直接破壞癌細胞。讀者可以想像夏天一整個

中醫西醫看癌症 第二章

85

下午在沙灘曬太陽，皮膚會被紫外線灼傷。電療就是利用比紫外線強得多的能量去殺死癌細胞。在二十至三十年前，傳統電療的副作用的確不少，例如皮膚灼傷、甩頭髮，或腦部功能受損等，主要原因是放射範圍不及現代的精細。隨著近年醫學影像的準確度大大提升及醫療科技的進步，電療位置的精準度已達至幾毫米範圍內，可以用高劑量電療破壞腫瘤之餘，只會傷及附近幾毫米的正常組織，副作用可大大減少。因此我們不能夠簡單的說，電療會殺死正常細胞，就將電療的療效抹殺。

多需配合藥物治療

二〇一八年一名美國電療和免疫學專家曾到香港學術交流，她發布的研究顯示，如腦部有超過一粒腫瘤，在適當的條件下只須對其中一粒腫瘤施以電療，之後配合免疫療法，幾個月後未受電療的腦部腫瘤亦一併消失。傳統觀念認為電療只會抑制免疫力，她的研究卻顯示在某一特定的電療劑量下，隨著其中一粒腫瘤的死亡，會釋放出內裏的抗原，引發炎症。身體的免疫系統受到刺激，淋巴細胞（就像身體的警察一樣）會把其他腫瘤吞噬和消滅。

這情況不只在腦部發生，身體其他地方的腫瘤，例如腎癌，亦偶爾見到。現在利用電療來刺激身體的免疫系統仍在研究階段，而且很多時需要配合藥物治療，例如化療和免疫療法等。

在中醫理論上，亦有相同的治療法則，有時病人的腫瘤屬於實證，要用破瘀攻堅、清熱解毒等的猛烈中藥去治療，病人的身

體狀態和精神反而會好轉。中醫學其中一個學說叫做攻邪派，主張當病情嚴重時，要盡快去攻擊疾病，而不是服用各種補品，閉門留寇。當有虛症的時候，當然要利用一些補藥。至於是先攻而後補，還是先補而後攻，攻多補少或補多攻少，就要看醫生的功力。筆者在第五章的〈兵法與治病〉會再作論述。

免疫力是很複雜的事情，並非不斷用各種補品或維生素補充劑就能提升免疫力。很多時病人相信坊間所說，誤用補品反而弄巧反拙。

不同癌症，康復調理大不同

　　癌症康復者利用中醫藥調理身體，改變身體的致癌環境，並修補因癌症或治療對身體造成的損傷，甚為重要。其實不同的癌症患者，康復後所需要的中藥治療方法並不是一模一樣。

　　以大腸癌為例，不少病人接受大腸手術後，發覺大便習慣有改變。因大腸減短了，加上化療後改變了腸道內微生物環境和腸道黏膜損傷，病人可能會長期肚瀉，進食後有消化不良或脹氣的情況。中醫看來是因為脾虛有濕，治療可運用以參苓白朮散為基礎的方藥，利用茯苓、白朮、黨參等中藥強化脾氣。臨床所見，不少大腸癌康復者有淤塞和大腸濕熱的情況（可參考〈大腸癌＝濕熱？〉一文），這個時候在補脾氣的基礎上還要利用土茯苓、薏仁等清利濕熱的中藥，再適量加上活血化瘀的中藥以清除餘毒，否則一味進食補益中藥可能適得其反。此外，部分病人可能接受俗稱「O仔」（oxaliplatin）的化療藥，副作用是手足長期麻痺，可以用補氣血、舒經活絡的中藥治療，或加上針灸，亦有一定的效果。

乳癌康復病人需疏解鬱結

　　乳癌病人康復後所面對的問題，一般較其他癌症多。其中一

樣是精神緊張、情緒低落，即中醫所講的肝氣鬱結。在中醫角度來說，乳癌病因是長期精神緊張、心理壓力過大引起肝氣鬱結，而肝的經絡正好穿過乳房，長期肝氣鬱結，再加上痰瘀等病理產物久積成癌。所以不少乳癌病人本身已經較精神緊張，再加上治療副作用，例如化療後引起脫髮、膚色指甲暗啞等影響了外表，進一步加劇精神緊張。治療除了要給予情緒開導，照顧者或家人給予精神支持外，亦可以加上中醫藥的針灸和中藥療法，以疏肝解鬱安神。至於病人在化療後引起的脫髮，可服用補血中藥，例如當歸、雞血藤、熟地或何首烏等。但要注意的是，長期及大量進食何首烏，有可能導致肝損害，必須小心。所以無論用什麼中藥，必須先看中醫師，作適當處方，避免自己長期進食單味中藥。

此外，乳癌病人大多有不同程度的失眠，不少病人需要長期服食安眠藥。原因相信是多方面，有的是因為精神緊張，有的是因為擔心治療效果，有些是因為化療引起失眠等。外國有些研究發現針灸可減輕乳癌病人的失眠狀況。香港大學臨床腫瘤學系和中醫藥學院早年亦曾聯合做一項研究，利用針灸治療乳癌病人的失眠。

中藥調理，扭轉體質抗癌

癌症康復後的中醫藥調理，以最常見癌症之一的肺癌為例，中醫謂「肺為嬌臟」，肺是一個很容易受傷的臟腑。在中醫角度，引起肺癌原因主要是熱毒積於肺，或肺氣陰兩虛，或痰瘀互結。

傳統上很多肺癌都是因為患者長期吸食煙草引起，煙草的致癌因子久積而傷害肺臟，這就是中醫所講的「熱毒」。近來愈來愈多病人是非吸煙者，當中不少帶有 EGFR（epidermal growth factor receptor，中譯「表皮生長因子受體」）或其他基因突變，可以用口服標靶藥治療（對於已經擴散了的病人）。這類病人不少有氣陰兩虛，同時有肝鬱徵狀，即病人心理壓力較大，平日脾氣表面可能好好，其實是吞聲忍氣居多，所以引起氣滯不舒。此類病人適宜放鬆心情多抒發情緒。第三類病人「痰瘀」積滯，多見皮膚有多斑點、膚色暗黑、口唇和舌頭有瘀點、指甲呈暗啞色。以上三類情況可交叉出現。

內外配合，潤肺減肝鬱

病人經過電療或化療後已經痊癒，無論影像或抽血都已找不

到癌細胞，但如果體質沒有改變，實在有死灰復燃的危險。所以中醫強調病人癌症康復後，需要長期調理。

此外，治療亦會對身體造成損傷，例如手術傷氣，化療引起腎臟及神經毒性，電療後肺部接受了輻射而出現放射性肺炎和纖維化。在中醫角度是損傷肺陰，產生肺熱。此外，不少口服標靶藥物會令面部出類似暗瘡的皮疹，在中醫看來是熱邪。所以治療副作用亦需要慢慢調理。

不同病人的體質和情況不同，調理前建議先請教中醫。但總體來說，要多潤肺。假若經濟許可，可多食冬蟲夏草、上等花旗參補肺；較便宜的選擇有沙參、麥冬、玉竹等潤肺中藥材，或多飲雪梨水、羅漢果水等滋潤肺臟。除了滋潤肺臟，亦要戒口，避免熱性食物，如辛辣，以免加重肺熱。另外，病人康復後要多吸收新鮮空氣，避免長期吸入污染空氣（在香港實在困難），多到郊外鍛煉身體。中醫有所謂肺主氣，呼吸空氣的質素與肺氣密切相關。而多做運動或多一點室外活動，亦可抒發情緒減少氣鬱，對肝鬱病人有莫大幫助。

養肺養胃，紓緩電療副作用

另外，不少口腔癌、頭頸癌和鼻咽癌病人，大都接受高劑量電療，副作用不少，短期會引起口腔潰瘍，致進食困難，頸部皮膚亦會像燒傷般受損。這些在中醫看來是熱毒。口腔潰瘍可以在治療完成後適當地利用清熱解毒養陰的中藥，如板藍根、馬勃、銀花、連翹、夏枯草，再加上養陰中藥，如沙參、麥冬、天

冬等，幫助口腔潰瘍癒合。電療引起長期副作用包括口乾、皮膚乾燥、肩頸痛，可服用潤喉養肺養胃中藥，最經典就是霍山石斛（但價錢較貴），便宜可用沙參、麥冬、天冬等，可以生津止渴，幫助口乾病人回復津液唾液。另外，肩頸膊痛可用針灸和物理治療紓緩。

蘇子謙醫生

中藥古方解腸癌治療後遺症

年輕的美國荷李活演員卓威博士文（Chadwick Boseman）因大腸癌逝世，令人傷感。我亦有一個較年輕的朋友，幾年前因大腸癌接受了手術和術後化療之後，有不少後遺症，令他非常困擾和痛苦。

天氣再熱也無汗

他四十多歲，第三期大腸癌，做了非常大幅度的大腸切除手術，再做了八個週期化療療程，總算痊癒。但從此以後，他每日都肚痛和肚脹，經常肚瀉，每次進食後都會肚痛一至兩小時。除此之外，身體怕凍、手腳麻痺、肌肉痠痛、面部和四肢都有輕微水腫，吃了不少類型止痛藥，只是輕微緩解。

後來，朋友向我求助，我再詳細問了病情，但因疫症期間未能見面，著他先買中成藥「補中益氣湯」服用，看看情況。

他吃了幾天補中益氣湯後，發現平日肚痛大為減輕，再沒有進食之後就攪肚痛的狀況，甚為高興；而且之前睡眠甚淺，服用這條中藥方後睡眠質素亦見改善。我聽了他的用藥效果，著他繼

續服用兩星期。再過兩星期，他高興的回報說，漸漸沒有那麼怕冷，水腫減輕，而且終於回復出汗了！原來自從患腸癌之後，他很久沒有出汗，即使天氣很熱亦不會出汗，突然間回復正常令他非常高興。

後來疫情稍緩和，正式為他診症，發現他氣陰兩虛嚴重，略為調整藥方，除了補氣健脾胃之外，加入了太子參、沙參，益氣養陰；另再加上天花粉、葛根、白芍、五味子等生津與安神，希望睡眠再進步，睡眠質素好，氣血自然生。

朋友問到，既然腫瘤已清除，為何身體仍然會有不適呢？

就正如一間大廈不幸發生三級大火，火勢猛烈之時，消防員一定會用盡方法去救火，當火勢救熄了，但整層大廈都水浸了，而且當中的家俬和建築設備，一來被火和煙摧毀，二來亦因為水浸受損。第二天可否馬上搬回大廈居住或工作呢？當然不可以。必先要經過一段長時間修理和重新裝修，大廈才會回復原本的功能，身體情況也是一樣。

調整古方「度身訂做」

從此例可見，不少癌症病人完成治療後，身體受到癌症消耗和治療副作用影響，產生各種不適。這時候非常適合利用中醫藥，一方面固本培元，另一方面把體質的偏性（例如是血瘀痰濕）調整，以便減低復發，鞏固療效。

「補中益氣湯」是中醫一條古方，主要藥材是北芪，也有人

中西醫合奏——中西醫角度，全方位治療

參、白朮等。這條方主要是醫治因各樣問題損傷了脾胃;當脾胃和腸道消化吸收能力受損,進食後就會很難消化,經常肚脹肚痛,而且因為營養吸收太差,身體難以回復,導致氣血兩虛,出現手腳麻痺怕冷而且汗出不了的情況。中醫處方最重要的是個體化治療,甚少以原方照搬而不加改動,但因為疫症關係,不能當面診症,只能聽取病情和徵狀後,建議最為相近的方藥。

癌症病人康復,若要利用中藥調理身體,必先要經過註冊中醫的診症方為安全有效。

中西藥夾攻癌症會否傷肝？

　　根據香港浸會大學十年前的統計，香港近半癌症病人同時使用中西藥治療癌症。不少癌症病人希望利用中藥調理身體，增強抵抗力，另一方面又擔心同時服用中西藥會損害肝功能。這是中西醫結合治療的重要障礙。中西藥同用會否損害肝功能？恐怕沒有一個簡單直接的答案。

　　常用中藥，少則三百多種，多則五百種，藥性和毒性各有不同。藥性較溫和的中藥如黨參、紅棗、淮山、杞子、茯苓等，是一般家庭常用的煲湯材料，或融入到各式各樣菜式當中。在便利店買得到的「健康飲料」，當中亦有中藥成分。這是中醫所說「醫食同源」，中國人飲食很難完全避開中藥。至於一些癌症病人有可能用到的中藥，包括蟾酥、半枝蓮、白花蛇舌草等，屬中醫所講的抗癌中藥，藥性和毒性較強，長期服用恐怕對身體產生傷害，必須在中醫指導下適量使用。

西醫嚴格監察傷肝風險

　　西藥抗癌藥亦會引起肝毒性。但抗癌藥物包括化療、標靶藥

或免疫療法，在臨床使用前都經過不少研究，對於肝毒性的發生率，以及如何因應肝功能調校藥劑量，都有清楚指引。例如，新的免疫療法，有小部分病人會因自身免疫系統攻擊肝臟引起急性肝炎，在臨床上亦見到。應對方法是馬上用大劑量類固醇，減低自身免疫攻擊肝臟，否則可能有肝臟衰竭甚至致命風險。所以西醫處方抗癌藥物時，會定期監控肝功能和其他血液指標，一旦肝功能出問題，可以及早提供適當治療。另外，有部分新藥物推出市場後，發現有在研究中未察覺的毒性，就會透過發表文獻等方法，通報各國藥物監察機構，讓全世界醫生獲得最新的藥物毒性資訊，對病人多一層保障。所以，西藥當中有肝毒性，是一種可以控制的已知風險（calculated risk）。

部分補益中藥損肝功能

至於中藥的肝毒性研究，一般沒有西藥般清晰，主因是中藥藥方是複方，很難斷定是哪一隻中藥引起肝毒性。但隨著中藥研究逐漸增多，已有不少研究報告提示可能引起肝毒性的中藥。我在二○一九年發表了一篇文獻回顧，詳細列出可能引起肝臟毒性的中藥和科學證據強弱的等級。有一些補益中藥像何首烏、補骨脂，偶然會導致肝損傷中毒，這些中藥應由中醫師處方。另外，醫管局轄下毒理參考實驗室（Toxicology Reference Laboratory）亦有不少中藥毒性的資料，再加上衛生署的通報機制，利用中藥治癌的安全性，應該會相應提高。

中西藥同時使用會否增加肝毒性？這方面的研究非常少。我在瑪麗醫院時做過一個初步研究，追蹤一百八十多個病人，他們

接受西藥抗癌治療同時服用中藥，對比單使用西藥，肝毒性會否增加，結果發現兩者並沒有顯著分別。研究結果在歐洲腫瘤內科學會（European Society for Medical Oncology，簡稱 ESMO）亞洲年會中發表，但只屬非常初步的研究。要研究中西藥共用的安全度，最好的研究方法不是傳統的「雙盲對照組」實驗，而是在全香港建立這類病人的大數據資料庫，利用人工智能找出當中可能引起肝毒性的組合。這才是最實際最貼地的研究。

　　最後，補充一句，癌症病人若同時使用中西醫療法，建議先請教中西醫，並定期驗血以策安全。

中西醫合力尋最佳治癌方案

近期遇上一名病人，他的擴散前列腺癌頗為頑固，傳統荷爾蒙治療、標靶治療和化療都沒有太大效用，後來經過腫瘤基因排序，發現腫瘤有一種特別基因，結果用了非傳統治療前列腺癌的免疫療法，再加上電療鞏固療效，病人癌指數下跌，最新的正電子電腦掃描已差不多找不到腫瘤痕跡。

不會貿然否定另一方

近幾天病人覆診，狀態甚佳，閒談中他和太太講述，原來之前接受標靶治療時，雙腳有嚴重淋巴水腫，身體虛弱至不能走路，需要坐輪椅。他曾經找中醫治療，當時中醫說需要約兩個月時間去除淋巴水腫，但經過兩個月治療後，進展不大。病人再問中醫，中醫說療效不佳是因為西藥「毒性太大」，建議停止西醫治療。談到這裏，病人有一點激動。

我覺得奇怪，即使在內地，都是主張中西醫結合方法治療癌症，而並不會貿然否定其中一方。

以這病人為例，開始利用免疫療法時，病人非常怕冷，而

且身體虛弱。家人一直用黨參和花旗參煲湯給患者服用，在中醫理論看，這兩種藥材可以補氣，服後病人的確比以往精神了，後來繼續做了幾次免疫治療，癌細胞得到控制，雙腳淋巴水腫慢慢消退，胃口由以往吃少少飯便想吐，到最近可以出街到餐廳「鋸扒」。在這個病人身上，中藥的確輔助了西醫治療癌症，但假若當時病人放棄接受免疫療法，後果可能不堪設想。

針灸緩解化療副作用

這是很多癌症照顧者面對的煩惱，癌症病人應否接受中醫治療？根據國內外經驗和研究，答案是頗為肯定。例如，根據現在美國國家綜合癌症網絡（National Comprehensive Cancer Network，簡稱NCCN）治療指引，建議可以利用針灸作為癌症輔助治療，緩解化療後引起的疲倦、嘔吐、失眠；亦有足夠證據證實，針灸可以紓緩乳癌病人緊張情緒，以及緩解服用荷爾蒙藥後引起的潮熱。而且在美國，針灸治療是包括在醫療保險內；至於中藥方面，在外國認受度比針灸低。但無論香港、內地或其他華人聚居的地方，利用中藥協助治療癌症實在非常普遍，亦有不少研究證實中藥可以輔助抗癌。

西醫治療進步勿放棄

另一方面，假若病人只是接受中醫治療，而不看西醫，又可不可以呢？我並不建議。

其中有幾個重要理由。第一，癌症診斷需要用現代醫學方

中西醫合奏——
中西醫角度，全方位治療

法才能判定，例如俗稱抽針的組織檢查，才能夠證實患的是哪一種癌症。第二，癌症治療過程中，很多時需要抽血或電腦掃描等檢查，去斷定治療效果和進度。第三，癌症病人可能會有併發症，例如貧血、肺炎或骨痛等，很多時都需要西醫介入。第四，因為醫學和基因科技進展，透過基因排序分析腫瘤已經愈來愈普遍，參照基因排序結果可以有針對性治療方法，達到個體化治療（personalised medicine），亦即中醫所講「因人制宜」。

　　現在西醫的抗癌藥物，進入了飛躍式進步年代，每年推出新藥物，加上原有藥物新的應用指標，至少有十種；還有電療和手術技術都不斷進步。所以，即使是西醫，若不是腫瘤科專科，亦未必百分百掌握各款新標靶藥物和免疫療法，故中醫不理解現在新型藥物，是可以理解的。即使是腫瘤科專科醫生，面對複雜的癌症，也會定期和外科醫生或其他專科醫生作腫瘤多學科會議（tumour board），才會斷定治療病人的最佳方案。

　　所以，若要發揮中西醫結合治療癌症的最大優勢，第一步，可以嘗試讓中醫加入腫瘤多學科會議，一齊探討治療癌症最佳方法。相信幾年後開幕的中醫醫院，可以作為這方面的試點。

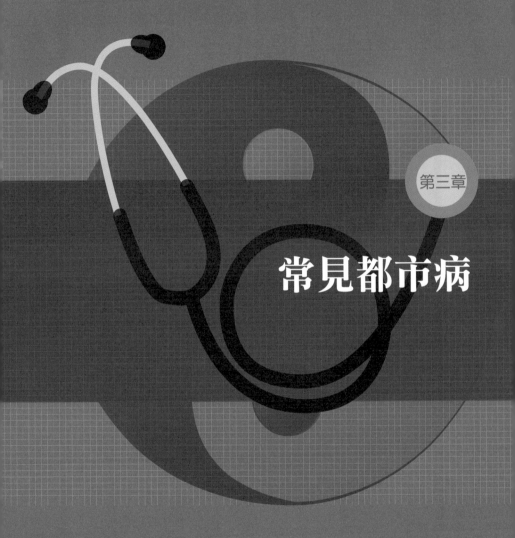

第三章

常見都市病

【一】

濕熱

何謂濕熱？

　　經常聽中醫師說病人有濕熱，又聽說很多媽媽經常煲薏米水供家人飲用以清濕熱，究竟什麼是濕熱呢？

　　在中醫的理論中，由外界所引起的疾病病原有六種，濕和熱是其中兩種。熱，即是平日講的熱氣。濕，則指身體中有不正常的水，是廢水，像家中的污水一樣。正常污水隨渠道排走，但有時污水積聚，原因不外有三：一是渠道阻塞；二是產生太多污水一時間排不走；三是排走污水的動力系統失靈。跟身體的廢水（濕）一樣，濕的積聚致病同理。渠道阻塞即是經絡阻塞，產生太多污水原因是飲食不節或天氣潮濕等，動力系統失靈即是消化系統失靈（即中醫說的脾虛）。這三種就是濕積聚的原因。

濕熱如污漬愈拖愈難清

　　濕和熱可結合而致病，而這情況亦很普遍。濕和熱一旦結合起來，治療上就很麻煩，因濕熱的特性就是留而不去，情況好像污漬黏著不走，必須要長時間慢慢清潔才有機會抹走。

　　濕熱的食物在人體產生廢物。身體設計上非常聰明，自動

把各種垃圾掃到一邊，所以起初沒有症狀，身體亦可正常排走廢物。當廢物太多超出了自身的極限，就會慢慢積成各種疾病。

對中醫來說，清濕熱是很麻煩的事情，濕熱愈久愈難清。病人必須服藥一段時間才見功，但很多香港病人根本沒耐性，以致不能痊癒。

普遍濕熱疾病為腰以下部分

那麼濕熱會引起什麼疾病呢？中醫常說人身分為上中下三部，急性濕熱的病位大都在人身之下部，因廢水是向下流的。下部即腰以下的所有地方。普遍濕熱的疾病包括下肢的皮膚病、膝關節炎、尿道感染、痔瘡等。

以痔瘡為例，一般來說很難單從中藥根治，因痔瘡在中醫來說是濕熱到達最下部所積成。藥物很難到達這地方，所以治療時間很久。這種濕熱很多是吃來的！痔瘡患者一般宜戒辛辣、煎炸、油膩及乳製品。戒口要清，才可防治痔疾。這種病人很有趣，在舌頭後部大多有一層特別的舌苔。當然一般讀者看到這不必照鏡！請問問自己的家庭中醫吧！

濕熱之來源和去路

濕熱，就好像人體要排出的一種廢物。很多時候和飲食有關。究竟什麼食物會帶來濕熱呢？

先談談熱。在中醫角度來說，「膏粱厚味」的食物最容易生熱生積，這類食物應該適可而止。「膏粱」即是指肥膏、肥膩或肥美的食物，「厚味」即是指味道濃厚的食物。

「清」湯味精也招熱

「膏粱」一詞較容易理解，泛指大魚大肉，例如牛排、蝦、蟹、鴨、鵝，或打邊爐食物等。這類食物和西醫所說高油高糖食物相類似。「厚味」則指太鹹和太辛辣的食物，總之各類味道濃厚的食物亦歸於此列。另外，「厚味」亦包括味精或其他調味料。很多病人都說在街外食飯，無可避免接觸到味精，但各類食物味精的輕重有不同，街外用湯浸著的食物，如湯麵或通粉，即使是「清」湯，其實大多加了很重的味精或其他化學味以代替味精。這是很多病人戒口時所忽略的，亦是部分皮膚病久治不癒的原因之一。

茶、酒、奶也生濕

至於濕，一般和冷凍食物、茶、酒和奶類等有關。冷凍食物，例如雪糕或剛從冰箱拿出來的冷飲料，都是濕的來源。茶和酒方面，部分讀者可能有經驗，喝酒或濃茶後會腹瀉。這正正是腸胃不能消化的現象，濕是因為腸胃不能正常消化，產生了一些廢水。冷凍食物對腸胃來說是一個很大的負荷，當負荷超出了自身的耐受性，就會產生濕，即是廢水。每個人的耐受能力有不同，部分人腸胃較差，亦即中醫所說的脾虛，對濕的食物就要更加小心。牛奶雖然有很高的營養價值，但現今醫學知道不是每個人的腸胃能夠完全消化，對於某些人，牛奶可以是一種致敏原，故此古代中醫認為飲用太多牛奶是損傷脾胃。

當然有些食物可同時產生濕熱，例如菠蘿和芒果等。另外濕熱的產生亦和天氣有關，可參考第一章余秋良醫生寫的〈中西醫化學物理偏重不同〉。

身體好轉反而容易出疹

身體亦有排出濕熱的機制，有點像我們常說的免疫力。古代中醫所說「抗邪外出」的三個方法，是「汗吐下」三法，亦即發汗、湧吐、瀉下。

有時吃了濕熱的食物後，出現腹瀉的現象不一定是壞事。因為這是身體自然排出垃圾的機制。除了靠大便排出濕熱，小便亦是其中一途，所以古代中醫說「治濕不利小便非其治也」，當然中醫所說的利小便和西醫所說的利尿有所不同。另外，身體亦透過

中西醫合奏——中西醫角度，全方位治療

皮膚發汗來排出垃圾，當然並不一定是出汗，有些病人皮膚出現皮疹，如蕁麻疹（俗稱風疹）或濕疹，這亦是一個身體的防禦機制。從中醫的臨床角度看，有些病人治療前，無論食什麼垃圾食物，皮膚都沒有敏感的情況，吃中藥後身體有所好轉，反而更容易出疹，這可能是身體抵抗力增加（中醫稱為正氣），「邪有出路」的跡象。至於湧吐的方法現今較為少見。

蘇子謙醫生

濕熱的治療

中醫最常講的是濕熱下注，即是濕熱主要影響人身下部。但其實亦可影響全身。中醫治療濕熱，會因應不同的病症有不同的方法，並不是一般俗稱清濕熱這麼簡單。

曾經見過一位十六歲的年輕患者，突然出現下肢和臉部水腫、尿中有血、有蛋白尿、高血壓等症狀，求診於西醫被診斷為腎小球腎炎（glomerulonephritis）。父親不想他長期食西藥，轉而求助於中醫。來診時發現舌苔黃膩，一派濕熱的症狀。

腎小球腎炎的病因

什麼是腎小球腎炎？腎中有一種微小組織叫腎小球，功能是把我們血中多餘的水和廢物隔走，廢物會隨尿液排走。而對身體有用的東西（如蛋白）會被保留在血中。當腎小球發炎的時候，這種選擇性的作用就會消失，變成了廢物排不走（多餘的水為水腫），好的東西卻被排走（所以有蛋白尿）。嚴重的會變成腎衰竭和尿中毒症。

那為什麼腎小球會發炎？西醫認為是自身免疫系統的疾病，

即自己的免疫力錯誤地攻擊自己身體的組織。成因不清楚。身體的免疫反應產生了免疫複合物（immune complex），它們就如垃圾一樣，堆積在腎小球中而產生破壞。而腎小球腎炎細分有很多種，這位病人患的是較嚴重的增生形（proliferative），西醫治療上一般用類固醇和免疫抑制藥物。當然副作用亦不少，但即使轉看中醫，病人也千萬不可隨便自行停藥。

慎用祛濕排水的中藥

中醫看腎小球腎炎此病，認為主要是濕熱久積而成。上篇中已提到，治療濕熱是非常麻煩的事，需要長時間服藥。濕熱主要由食而來，但此腎病病人不戒口，每星期都吃有味牛排，身體不斷積累濕熱，身體怎麼可能有好轉呢？在治療方面，一般用中藥如薏米、黃柏、川木通等中藥。順帶一提，很多香港人常用薏米水「祛濕」，然而薏米祛濕力大，長期服用對身體有害，人愈食愈虛弱，會出現容易頭暈的症狀。所以中藥不一定是安全，不宜胡亂服用。另外祛濕排水的藥物還有很多，包括白茅根、竹葉、車前子等。這種醫治方法主要是用去小便方法將濕排走，熱就跟著濕一齊排出，這些是「利水祛濕」的方法。

根據病情治療濕熱各有方法

現代有中醫學者提出濕熱其實和現代醫學中的免疫複合物類似。濕熱主要影響人身的下部，這或可解釋為何免疫複合物引起的血管炎（vasculitis）等皮疾主要在下肢。當然這理論有待學者

進一步研究。

但中醫認為濕熱雖然主要影響下部，但其實亦可以影響身體不同的地方，例如暗瘡，若然是生於下巴位置，特別是一些面油多的病人，亦有機會是濕熱過重所引致。另外一種十分常見的皮膚病是濕疹，病人在急性期通常濕熱發作很重，全身皮膚發紅，甚至流水。治療濕熱，首先要釐清濕熱主要影響身體哪個部位，亦要清楚所患的濕熱是濕重，還是熱重。治療濕熱的中藥有很多，例如中藥所講的三種清熱解毒藥物「三黃」，分別是黃芩、黃連、黃柏，三者都有清熱解毒燥濕的功效，但三者分別適合於上、中、下三部不同部位的濕熱。可見，中醫非常著重不同部位疾病用不同藥物去調理的概念。中醫用這種「清熱燥濕」的方法直接消除濕熱。

另外，有一些感染性的疾病在中醫看來亦是濕熱所引起。例如是感染痢疾，或其他出血性的腸道發炎，病人會有屙血便、大便痾不清的感覺。最經典的治療方法是白頭翁湯，白頭翁清熱解毒，秦皮、黃連等清熱燥濕行氣，這湯一方面清熱解毒，同時指導濕熱從大便中排走。

除此之外，部分的大腸癌病人，在中醫看來亦有濕熱的跡象，所以中醫治療這類濕熱腸癌，有時會利用大黃這中藥。大黃是一種能夠通瀉大便的瀉藥，可以透過瀉下腸內的宿便排走濕熱，惟用量和用法必先經過中醫師評估，否則可能會損傷身體。中醫用「通腑瀉濕熱」的方法，藉大便排走體內濕熱。

由此可見治療濕熱有各樣方法，必先根據病情利用不同的方法排走濕熱，達至中醫所講「因勢利導，邪有出路」的哲理。這亦有點像行軍打仗的部署，讀者可參考第五章〈兵法與治病〉一文。

生暗瘡未必是熱氣

　　暗瘡，學名應叫痤瘡或粉刺，由毛囊皮脂腺發炎引發，是一種非常普遍的皮膚病。

　　西醫對其病理的解釋有幾部曲。一開始是毛囊皮脂腺分泌過多，皮膚角質化增加，即俗稱面油多。面油多少與男性荷爾蒙有關，近來科學研究漸漸發現與飲食亦有一定關係。接著，因清潔不足或其他原因，皮脂慢慢積聚而阻塞毛囊，便形成粉刺，即白頭黑頭。皮膚上的細菌在油脂過盛的毛囊中漸漸增多，繼而引起發炎反應，形成紅紅凸起的丘疹。嚴重的會化膿，或形成囊腫和癒後的萎縮性疤痕。

西醫減少油脂分泌治暗瘡

　　西醫治療，無論外用或內服藥，都是為了減少油脂分泌、減慢皮膚角質化代謝、減少細菌量和減低發炎反應等，原理其實是與病理相反。當然清潔皮膚亦很重要，不可忽視。若形成囊腫或萎縮性疤痕，則要求助於皮膚科或整形外科醫生。

中醫治暗瘡分寒和熱

　　中醫方面，大致上可分為寒和熱兩種，當然診症中有更多更細的分證，這裏不詳述。大多數病人都是熱症，即是大眾所謂「熱氣生暗瘡」。年輕人本來已經氣血旺盛，即身體能量很充足；加上飲食失宜，多食熱氣食物或夜睡少眠等，加重體內的熱。熱隨皮膚而發外，形成暗瘡。熱性暗瘡呈鮮紅色，並含膿。病者通常口唇乾而腫，皮膚和指甲乾糙暗啞。

　　治療上一般用藥性較輕的清熱中藥，如竹葉、桑葉、蘆根、白茅根等已足夠；嚴重才加上清熱解毒的中藥。食療上可多吃豆腐（花）、綠茶、西瓜、雪糕等涼性的食物，對病情有一定的改善。

　　雖然暗瘡大多是熱症，有部分病人卻有寒症的表現。這類病人大多是久病未能控制的暗瘡，看過多位中西醫，吃盡各種中西藥。臨床所見，病情一般較複雜，很多是看了中醫，過量用清熱解毒的中藥治療所致。此類病人的皮疹較為暗色，部分呈結節狀（一嚿嚿），病人膚色暗黑，手腳冰冷，容易肚瀉。治療上要用散走腸胃寒氣的中藥如薑類、白术等。但大部分患者是寒熱相雜，即又要治寒又要治熱，藥療和食療準確度要求高，必須因人而異，病人應先請教自己的中醫師。

　　總之暗瘡不一定是熱氣，治療上不能盲目跟從其他病人的方法。而中西醫治療暗瘡上各有長處，若然能中西醫會診，互相配合，對暗瘡病人相信是一大喜訊吧！

熱氣與皮膚病

究竟什麼是熱氣？其實無人可解釋得清楚。中醫自己也難以形容。

但可以肯定的是，熱氣是一個統稱，當中有多重的意思。即是說，其實熱氣有很多種，而且深淺輕重不一。

打邊爐比煎炸食物更熱氣

熱氣的食物有很多，排名不分先後，包括花生、果仁、朱古力、辛辣食物、雞粉、所有的韓式燒烤、部分日本壽司的汁醬、街外的湯麵和通粉等。其中打邊爐和日本的 Shabu Shabu 是非常非常熱氣的，而且會維持多日。至於煎炸只是輕量熱氣。這樣說想必與平日大眾所認識的熱氣有很大出入。但這是可以解釋的。

以湯麵為例，一般人認為清湯是健康的選擇，其實不然。原因是街外的清湯大多加入味精或其他調味料，這些都是十分熱氣的。如果本身皮膚已經很乾燥的人，吃了後皮膚容易痕癢，有濕疹者更會見皮膚患處發紅。自己煮的湯麵則沒有問題，不加雞粉就可以了。

總的來說，熱氣的食物大都是高熱量的食物。

熱量過多會生「熱」和「火」

生活在香港的我們，若每天早上喝一杯高純度的朱古力奶，相信不少人很快就會喉嚨痛，甚至會出暗瘡。但如果你生活於英國倫敦，在冬日裏重複這個實驗，你不會發現身體有什麼異樣。為什麼身體會有不同的反應？因為香港天氣和暖，經常飲用含高熱量（calorie）的朱古力奶，身體根本用不著這些熱量，於是會把部分熱量轉化為熱能。身體散熱的方法有皮膚、呼吸道、大小便等。散熱不夠快，熱能積聚不散，皮膚便會長出暗瘡，呼吸道便會出現喉嚨痛和咳嗽，嚴重的則小便黃，大便秘結。相反在倫敦的嚴寒冬季，由於人體在低溫環境中會消耗較多熱量，身體散熱快，基礎代謝率也高，所以即使恆常地喝高熱量飲品，身體也不會有異常反應，甚至可以保暖。筆者可是親身做過這個實驗呢！

所以說，大多數的熱氣就是身體出現「過熱」的情況。

傳統西醫認為多餘的熱量會轉化為脂肪作儲存，但中醫估計當中有一部分的熱能應該會轉化為中醫所講的「熱」和「火」。為什麼中醫說「瘦人多火」？估計是瘦人很難把多餘的熱能轉化為脂肪，而大部分轉為熱氣的火。所以體形偏瘦的人，容易有熱氣，吃東西要特別小心。

皮膚有濕疹或牛皮癬者，必須戒去熱氣的食物。因為皮膚本是散熱的主要途徑，皮膚患病後散熱功能減低，熱氣會困在皮膚

下，皮疹會愈來愈紅和癢，難以痊癒。這其實和西醫叫皮膚病人不要沖熱水浴的原理差不多。

辛辣和高血糖指數食物對皮膚不好

從中醫角度來看，大部分皮膚病人都不宜食辣。中醫認為辛味有向外發散的作用，即辛辣的食物會使身體的內部物質走向皮膚。簡單的例子有食辣後會出汗。這代表水由內至外流失。除了水分以外，身體其他廢物亦會隨之而外散，使皮膚油脂分泌增加等。若本身有皮膚病者，會出現皮疹增多或加深紅色，又或者痕癢加劇的情況。這些都是身體廢物外散，出汗而不順引起。若本身無皮膚病者，亦有機會加重油脂分泌和出「油脂粒」，因為毛孔不通，皮膚也就不光滑。很多人也有經驗，吃辛辣食物後暗瘡增多，可見不只是「熱氣」與否的問題。

「辛」味其實還包括各種香料和味精的食物。所以有病人說吃味精重的食物後周身痕癢，實是同理。但香料和味精比辛辣更差的是，它們對皮膚的害處是慢性的，所以多外出用膳的人，可能在不知不覺間已吃下不少皮膚毒藥。

那麼飲食對皮膚病的影響，在現代西醫中有沒有科學根據呢？近十年的研究發現，原來進食高糖分的食物會加重暗瘡問題，例如可樂、西式蛋糕、薯條等高升糖指數食物會使身體中的血糖急劇上升。身體要對抗血糖上升，會釋放大量胰島素（insulin，即糖尿病人缺乏的那種荷爾蒙）去減低血糖。但皮膚上的油脂腺對胰島素和其生長激素有反應，會加重油脂分泌，從而

激發暗瘡。這好像和中醫談熱氣加重皮膚病有點一脈相承。而大部分高升糖指數的食物都是西方食物，所以在一次講座中，那位皮膚科醫生都說暗瘡基本上是一種西化食物引起的疾病。

可是，中醫很多的理論都只是臨床觀察所得，沒有西醫講的實證。希望將來有更多相關的中醫研究去支持其論述，使中西醫在皮膚病的治療中有更多的合作空間，定能大有作為。

【二】

感冒

春季感冒，中西醫不同看

春季萬物蘇醒生機盎然，人的活動量有所增加，細菌也開始活躍。可是春季常見霧霾，人類活動亦使垢塵揚散，空氣質素轉差。種種因素使人在春天容易患感冒和氣喘等疾病。

感冒的徵狀及併發症

感冒因人體免疫力不足以抵制細菌病毒而形成，會流鼻水、咳嗽、疲倦、發燒和食慾下降等等，小兒發燒感冒病毒若是手足口病，手足皮膚會出紅疹，口腔和喉嚨紅腫潰瘍，嚴重者會痛至吃不下咽。猩紅熱則皮膚出現瀰漫性的紅疹，像傾倒紅墨水在表面皮膚。

由病毒引起的感冒，一般會按病徵開藥，現時醫生給的消炎藥即是消炎止痛藥。若感冒由細菌引起，會以抗生素治療。若引發中耳炎、鼻竇炎、肺炎，更要使用有效的抗生素治療。中藥尤其適用於治療受病毒感染的感冒。感冒後期，有些人過了一星期仍未痊癒，坊間常以「感冒未清」來形容，這時以中醫治療普遍有效。

甲乙型感冒（流感）肆虐時若高燒持續，因擔心病情惡化釀成肺炎，故西醫大多會照Ｘ光詳細檢查。相信中醫對病症有療效，但因病情嚴重甚至有致命危險，現代醫學更應該在中醫西醫間做多點循證研究。

　　以下試解釋中醫西醫對感冒的不同看法，主要分別是中醫相信感冒由環境的寒熱因素引起，而西醫則認為是由細菌或病毒感染引起。

中醫認為寒氣入體引發風寒

　　在中醫角度，外感是因寒或熱引起的風寒和風熱。先說風寒，當人因遇到冷空氣而受寒之時，及至一個程度就會開始流鼻水和打噴嚏，若在這時立即離開這寒冷的地方，例如離開冷氣房間走到和暖的空間，鼻水就會顯著減少，人亦會感覺暖和起來。但假若他在冷氣房間停留久了，寒氣入了身體，有些人更會頭痛，即使這時離開冷氣房走進和暖的空間，鼻水仍然會繼續流下。若這時候用毛巾摩擦頸背部頸椎C1至C4之間（圖四），鼻水有可能便會消失，那即是寒氣仍

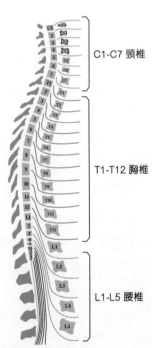

C1-C7 頸椎

T1-T12 胸椎

L1-L5 腰椎

圖四：人體脊椎圖

中西醫合奏——

中西醫角度，全方位治療

然未深入身體，可以毛巾摩擦以排除寒氣出體外。若人在冷氣房持久逗留，身體受盡寒氣，那麼即使走進和暖空間和用毛巾擦頸都不會有效用。可以說第一個階段是身體開始受寒，第二個階段是寒氣進一步侵入，第三個階段是寒氣已經影響全身了，是外感一步一步的發展。明顯的風寒，中醫所說病徵包括打噴嚏、流鼻水、發燒、鼻塞、肌肉痠痛及頭痛等。

西醫認為病毒感染致感冒

在西醫，感冒以往有一個相同的名詞「cold」，大概也有相同的意思，後來隨著科學發展找到病毒感染為因果，分辨出現代西醫所謂的感冒，就是身體受寒後經過了頭兩個階段，身體的抵抗力受到干擾，病毒得逞攻陷身體。當然有時亦可能因為病毒變種，身體因未有抗體而被侵襲。

注意保暖避免吸入冷空氣

若身體在免疫能力上已有問題，又或身體抵抗力減弱的時候，就更容易染病。若本來身體已屬虛寒體質，常常受冷氣吹襲便更容易受寒氣入侵，尤其晚上睡覺時整夜開冷氣，身體在晚上處於放鬆狀態，未必有足夠的抗禦能力。

另外，正常體溫能保持身體機能運作良好、血液循環順暢，因此冬天的身體機能一般不及夏天，所以必須注意保暖。有些人以為蓋很多張被就可以免受風寒，誰不知冷氣是可以藉呼吸進入肺膜廣闊的區域，特別在乍暖還寒的春季，身體機能未能夠溫暖

全身，寒氣容易入侵致病。成年人尚且如此，小孩更甚，因為小孩肺部的面積與身體的比例比成年人大很多，呼吸道吸入的寒冷空氣，一天一天積累下來，終至身體機能不足應付而生病。

感冒的中成藥治療（上）

在西醫角度，傷風和感冒是兩個疾病。兩者雖然都由病毒引起，但是致病的病毒不同，徵狀亦有分別。傷風一般以流鼻水或鼻塞為主要徵狀，至於感冒則以全身骨痛、發燒、怕凍、疲倦等徵狀為主。兩者大多以紓緩症狀的藥物治療就可以，例如收鼻水藥、退燒藥、止咳水，再加上充分休息，患者大多能痊癒。部分有併發症的病人或需服用抗生素，而流感可用特敏福等抗病毒藥物，這方面宜請教醫生。

中醫面對這些「外感病」的分類較為複雜，所謂「外感」即是說這些病是由身體外來的東西入侵。估計因古代未有顯微鏡等科學設備，從而未發現細菌病毒這些微生物致病原，所以將這些病統稱叫做「外邪」。「邪」這個字不代表和迷信有什麼關係，而是古代中文以正邪兩個字分別代表身體和疾病。日語繼承中國文化，故此現今日本漢字仍然以「風邪」來代表感冒。

市面上醫治感冒的中成藥古方有很多，但很多病人問那麼多種藥方，感冒時應該服用哪一種呢？以下跟大家談談各種藥方的適應症。

風寒感冒——「凍親」飲葛根湯

「葛根湯」一般用於風寒感冒。風寒即是受寒風吹襲後引起的外感，即俗稱的「凍親」。這類型外感，一般在天氣突然轉冷時較為常見，但現代人夏天因經常吹冷氣，所以漸漸在夏天亦不罕見。典型徵狀是突然覺得很怕冷，需要穿厚衫蓋厚被，發熱情況不常見，即使有也是很輕微。

另一典型徵狀是頭頸肩背的肌肉非常緊、非常痛，中醫傳統解釋是因為寒性收引。這些寒邪困在皮膚肌肉之間，冷縮熱脹，所以肌肉會變得很緊很硬。服用「葛根湯」後，身體應該會發出微微熱氣，若然有好的療效，身體會微微出汗。中醫認為這是風寒從身體排出的現象。所以服用「葛根湯」後，應該要蓋上厚被，吃一點熱的食物來幫助排汗。風寒感冒初起，服用「葛根湯」後一般很快痊癒。

腸胃型感冒——服藿香

另外有一種外邪風濕感冒，即俗稱的「腸胃型感冒」，除了發燒怕冷外，會有嘔吐胃脹、消化不良、肚痛腹瀉等腸胃徵狀。這個時候可服用「藿香正氣散」或「藿香正氣水」。藿香是藥方的主藥，中醫認為香氣能化滯化濕。這種風濕感冒病人的主要特徵是胃部很脹，沒有胃口，而且不斷作嘔，苦不堪言。這種外邪可由進食不潔的食物引起，或感染風寒後加上食滯所致。一般服用一兩次就可見功效，但必須提醒，水劑中含有酒精，而且味道非常

難飲，曾經見過有人一聞馬上作嘔，建議各位服前有心理準備。

下篇文章再談談銀翹散和小柴胡湯。

感冒的中成藥治療（下）

上篇提到「風寒感冒」用葛根湯和藿香正氣散治療的適應症，這一篇將談談其他兩大類型感冒。其中一類常見的外感是「風熱感冒」，它跟「風寒感冒」不同的是，「風熱感冒」會有俗稱「熱氣」的跡象，例如喉嚨痛、發燒、流出黃色鼻水等。這種感冒一般在春夏天較為常見。雖然兩種感冒都可以有怕凍或者發燒的徵狀，但「風寒感冒」一般怕凍較重，「風熱感冒」則一般發燒較重。

風熱感冒——銀翹散

「風熱感冒」中的「熱」從何而來？其一是因為天氣炎熱或初春回暖，所以感受的外邪為熱氣。若從現代醫學的角度，則相等於病毒或細菌感染產生較重的上呼吸道急性炎症反應。

其二原因更為普遍，在聖誕或新年等長假期後尤為多見。起初本為感染「風寒感冒」，但感冒後再加上「食滯」，例如打邊爐、BBQ、自助餐等，這些食物都會產生身體內部的熱氣，因此中醫師一般會叫病人在感冒時避免膏粱厚味的食物。很多感冒病人胃口都很差，其實是身體為對抗外邪而動用了自身的「正氣」，因此消化力下降。這時若進食大餐會更傷脾胃，在漢朝的《傷寒論》

早有記載。這種感冒兼夾食滯在小朋友間十分常見，這與他們脾胃功能未完全發展有關，故此家長在子女感冒時應叫他們注意戒口。但西醫一般不會要求感冒病人戒口，這是中西醫不同的地方。

「風熱感冒」適用的中成藥是銀翹散，它的主藥有金銀花和連翹，這兩種常見草藥都有清熱解毒作用。

半表半裏症——小柴胡湯

中醫叫另一種感冒做「少陽證」，又名「半表半裏症」，一般見於感冒歷久不癒或女性月經期感冒等。所謂「少陽證」，名字感覺有點玄，簡單地說即是病情較一般的為重。其實是疾病由淺入深中間的一個過程。這種感冒的特徵是忽然會「沾寒沾凍」，忽然又會發燒，情況有點像瘧疾的發熱規律（但當然這和瘧疾是完全不同的病）。另外典型的徵狀有口中帶苦味、喉嚨乾和頭暈。

在女性月經期間較常見，因為月經期間身體較虛弱，病菌容易入侵身體較深的地方。遇見這些徵狀可以服用小柴胡湯。小柴胡湯在日本曾經是一條很出名的漢方（日本稱中醫古方為漢方）。這方不單是治療感冒，亦可治療很多疾病，例如某些類型的肝炎等。但建議飲用前先請教中醫師，因為曾經有醫學報告指出，小柴胡湯有傷肝的可能性。

這兩篇談及到四種感冒可用的常見中成藥，只是給各位讀者參考用。若病情無法控制或者兼有其他併發症，應當請教合資格的中醫或西醫，以策安全。

【三】

腸胃不適

腸胃為第二腦（上）

　　以前醫學界普遍認為腸胃只是吸收食物營養的器官，但現在逐漸有各種科學研究證明腸胃的影響超乎想像。例如腸胃功能和免疫系統有著密切的關係，此外更有證據證明腸胃能夠影響腦袋的思想情感等精神狀況。

腸胃積滯影響睡眠和心情

　　中醫學上腸胃對神志的影響早有記載。東漢末年的瘟病巨著《傷寒論》，其中談到一些引起發熱的傳染病，有部分病人會出現高熱神志不清、大便秘結等症狀。書中記載用「大承氣湯」治療。「大承氣湯」中有什麼成分呢？都是一些瀉下大便的藥物。書中記載只要把這些乾結積聚的大便瀉下，熱病便會消退，精神就會回復清晰。此後瀉下大便成為了中醫醫治某些傳染熱病引起神志不清的良法，直至現代，中醫仍然會使用這種方法，因為中醫認為腸胃和腦是相通的。此外，中醫治失眠有一句說話叫做「胃不和則寢不安」。即是說若然不能清除腸胃的積滯，失眠就很難痊癒。

　　腸胃不好影響心情，在小孩身上更為明顯。近來有一位醫生

朋友問筆者，他的孩子很瘦且經常嘔吐，中醫有什麼方法醫治？筆者問他，孩子是否亦有心情煩躁，睡覺時床頭床尾一百八十度旋轉而不自覺？ 他驚訝地回答是。其實這些正是小兒腸胃積滯的徵狀，只不過在西醫的角度中，沒有腸胃積滯這個病名，亦沒有腸胃引起心情煩躁這個概念。臨床上所見，有部分失眠的病人或情緒抑鬱的病人，很多時腸胃都有像小兒腸胃積滯的徵狀。

很多人可能小時候有各種腸胃毛病，但沒有痊癒，長大後產生了更多情緒問題而不自覺。所以中醫治療這類疾病時，有時會用到「十味溫膽湯」這條藥方，它透過化解腸胃的痰濕，恢復腸胃為正常的下行，並加上幾味安神的中藥，平復病人的心情。

細菌影響思維情感

現在西醫對腸胃如何影響精神狀態開始有點認識。原來腸中有著上億個細菌，這些細菌和我們共存，又或是其實身體只是這些細菌居住的一間房屋。每個人腸中都有獨特的細菌分布種類，影響我們的健康。

我們每個人一出世，就會隨著媽媽的母乳接觸外界的環境，以及各種不同的細菌，形成一個獨特的細菌生存群體。這些細菌就像租客一樣，租住我們身體這個房屋。這些細菌可大致分為有益的和有害的。這些細菌幫助我們消化食物，亦分泌各種化學物質或者是傳導信息的物質，透過腸胃間的神經和迷走神經與大腦相通，影響著我們的思維情感。現代有科學證據提出我們大腦所想的，不是完全能夠自控，可能有部分是受腸中細菌影響。

有什麼因素影響腸中細菌群體呢？ 我們平日吃的食物、藥物，例如抗生素或含益生菌的食物等，都會影響居住在腸中的租客。西方有一句諺語「You are what you eat」，看來並非完全沒有道理。

腸胃為第二腦（中）

上篇講到腸胃與大腦之間的相互影響，其實除了精神狀態和腸胃有關，腸胃和身體的免疫系統或癌症都有密切的關係。

執筆之時，筆者剛剛在西班牙參加一個學術會議，其中一名講者談到他做了很多研究，分析腸胃中細菌的分布和大腸癌發生的關係。他發現正常人和大腸癌病患者大便中的正常細菌分布（bacterial flora）有不同的組成。如上篇談到我們腸胃中有上億個細菌和我們共存，這些細菌租客租住我們的腸道，當中有好的亦有壞的。這個學者發現在大腸癌病患者的糞便中，某些正常應有的細菌較少，而一些有害的細菌比健康人士較多，因此推斷大腸癌的發生可能和大腸中的細菌分布改變有關。

食物影響腸道的細菌平衡

舉例說，大家都知道多食高脂肪食物較容易得大腸癌。其中的一個可能機理是因為進食高脂肪食物，膽汁的分泌較多，膽汁中的膽汁酸會經過腸道的細菌消化再轉化為次級膽汁酸（secondary bile acids），而它是某類細菌的食物，使到某一類細

菌個別生長，引致腸內的細菌失衡（gut dysbiosis）。

另外，次級膽汁酸亦和大腸癌的演變機理有關。當然這只是其中一個例子，但可以肯定的是，所選擇的食物種類亦會影響腸道的細菌平衡，從而影響腸道的疾病。

腸胃的細菌跟大腸癌發生有關，聽起來好似匪夷所思，其實細菌感染引起癌症並非少見。例如幾十年前醫學界未發現幽門螺旋桿菌，亦不知道原來它是胃癌的一個重要風險，根治幽門螺旋桿菌感染可大大減低胃癌的風險。

同樣道理，雖然現在所有的研究結果是非常初步，未能確切指出哪一種細菌引致大腸癌，哪一種細菌能夠保護大腸避免癌症發生，但飲食影響腸胃的細菌平衡是不容忽視的。現代研究證實不同的食物影響著大腸中的細菌組成，壞的細菌增加，會產生大量游離基，這些游離基能夠破壞大腸表皮細胞的基因，從而增加癌變的風險。另外壞的細菌亦會使大腸產生一種慢性炎症，長期不癒的慢性炎症，會增加細胞突變的風險。

長期濕熱積聚引發癌病

在中醫的角度看來，很多癌症都是所謂長期濕熱積聚所引起的。濕熱的主要來源在其他篇章已提及，這裏不詳述，簡單來說就是進食了不當的垃圾食物所引起。因此，中醫特別強調戒口，是因為中醫學認為各種食物有不同的特性和四氣五味。有些食物偏性較強，例如較為熱毒的食物，身體產生各種「熱氣」。情況就如各種慢性炎症一樣，例如覺得口乾、口舌生瘡，甚至有痔瘡，

病人會大便出血等，這些都是輕微熱氣的徵狀。長期的濕熱積滯會引發大腸癌。因此中醫學在治療大腸癌方面非常注重飲食調理，這好像和上述現代科學研究暗合。

腸胃為第二腦（下）

上篇談到，各種不同的食物會影響腸胃中的細菌組成，從而引起腸胃疾病，包括大腸癌。那麼腸胃中的細菌會否影響身體其他部分的疾病呢？

首先從中醫的角度分析這個問題。中醫稱腸胃為「後天之本」。即是說人長大以後身體的正氣強弱都是靠腸胃來斷定。中醫其中一個門派叫做「補土派」，按這派的中醫主張，很多疾病都以「腸胃失調」為先。所以治療疾病首先要調理腸胃。臨床所見一般中醫問症必然會問到大便的情況如何，食飯後有否胃脹胃痛等。因為腸胃功能不好，很多治病的中藥根本無法吸收。這亦類似一般人所稱的「虛不受補」。腸胃差的人無論醫生給什麼人參、冬蟲夏草，又或者是花膠、海參等，都難以發揮作用。所以無論身體有什麼問題，都必先顧護腸胃。

吃抗癌藥前先顧護腸胃

癌症病人亦然。中藥裏有很多抗癌藥物都是屬於清熱解毒類，或是活血化瘀、化痰散結等，藥性峻猛。部分病人因為疾病

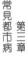

或是其他治療所影響，腸胃十分虛弱，徵狀如經常腹瀉、大便秘結、腹瀉交替出現、胃口減少、食少即覺肚脹肚痛等。這時候其實先要用顧護腸胃的藥物調理，例如白朮、白扁豆、茯苓等，若然強行用抗癌中藥，很多時會出現腹瀉不止，病情反而轉差。這情況在癌症病人中並不少見。

廣州中醫藥大學終身教授，人稱中醫藥泰山北斗的鄧鐵濤教授，多年前研究單純用中藥治療一種免疫系統疾病「重症肌無力症」，患者會出現眼皮垂下，視覺重影，嚴重的會影響手腳及呼吸肌肉無力。鄧鐵濤教授主張利用大劑量中藥黃芪（亦即香港人叫的北芪）提升脾胃的陽氣，強化肌力。根據研究所得，治療效果十分顯著。鄧教授這種透過調理腸胃以治療自身免疫系統疾病的方法，從此啟發出腸胃與免疫系統的關連。

腸胃淋巴與免疫力關係密切

從現代科學角度來看，這並非沒有道理。現代新興的一種學科腸胃免疫學，指出其實腸胃中有很多淋巴器官。身體大部分的淋巴細胞都集中在腸胃中，例如小腸中的培氏斑塊（Peyer's patch），是外界各種致敏原進入身體的第一道關卡，當中聚集淋巴細胞。所以我們每天吃的食物當中，各種抗原或細菌會直接刺激這些淋巴細胞。而這些淋巴細胞會遊走全身，影響身體免疫能力。現代醫學認為各種自身免疫疾病，如紅斑狼瘡等，都是因為這些淋巴細胞失調所引起。若然我們能夠透過腸胃去調節淋巴細胞的功能，或可以在免疫系統醫學中創出一條新路。

此外，研究者發現原來腫瘤病人大便中的細菌組成和健康人士是不同的，這可能提示了各種外來食物如何影響腸胃中的細菌分布，從而影響癌症發生的機會。在腫瘤學方面，現今最當紅的新療法是免疫療法。究竟能否透過調節腸胃，或選擇不同的食物來影響身體的免疫力，達至幫助抗癌的治療目的呢？看來這裏還有很多課題值得研究。

整體治療腸道發炎

經常與余醫生探討，何謂中醫整體治療？近來治療一位克隆氏症（Crohn's disease）病人，過程正正體驗了中醫治病的整體思維，和西醫的觀點截然不同。配合中西醫結合治療，疾病更容易控制。

患者是一個二十多歲的年輕人，已經有多年患上克隆氏症的病史。克隆氏症是腸道免疫疾病，自身免疫力攻擊整個消化道黏膜，引起不同部分的消化腸道發炎。患者徵狀有大便不調，無故腹痛肚瀉，嚴重可引發大便出血等。此外，因為腸道長期發炎，亦會增加患大腸癌的風險。除了消化系統發炎，亦可影響身體各關節、腰背、皮膚和眼睛等。

用清熱解毒的中藥減輕炎症

這位病人第一次求診時，除了腸道徵狀、兩膝關節和腳跟發炎外，最主要的困擾是雙眼虹膜發炎，引起眼睛紅腫疼痛、視力不清、眼壓升高。眼科醫生已處方含類固醇的眼藥水，風濕科醫生亦注射生物製劑和給予口服免疫抑制的藥物，希望減低整體的

身體發炎。因為注射防止發炎的生物製劑引起了面部細菌感染，生了不少膿瘡。病者苦無門路，希望加上中醫治療控制病情。

初診時，最困擾病人的是眼部反覆發炎和面部的膿瘡。在中醫角度來說，兩者都是上火的表現。所以首要利用清熱解毒的中藥，盡快「救火」，但過量清熱解毒的藥物會損害腸胃，故此只叫病人服用四劑中藥，不可重複執藥。同時要截斷「火」的來源，叮囑病人要戒斷膏粱厚味的食物，否則療效大打折扣。

約一星期後，病人的眼部發炎大大改善，類固醇眼藥水劑量大大減少；面部膿瘡亦逐漸褪去，病人甚為喜悅。然而，後來病人到台灣旅行時不聽勸告進食火鍋等熱氣食物，回港覆診，眼部徵狀稍為變差，腸胃徵狀則甚為嚴重，包括經常上腹脹痛、肚瀉、胃酸倒流。而且兩膝關節嚴重發炎，且有積水。所以第二條藥方以調理腸胃、清理腸胃積滯為主，再加上藥物疏通經絡，消除關節紅腫熱痛。並且告知患者，關節發炎會由膝關節先消失，最後發炎會積聚在兩腳跟的關節中。

病向外移預兆疾病好轉

再過一星期後，病人的肚瀉問題已痊癒，而且大便由過往的散狀變成條狀。但上腹脹痛和胃酸只稍為減輕。兩膝關節的紅腫熱痛大致上消失，如之前所預計，腳跟關節的發炎加重。病人問所為何故。其實這些現象，在中醫經典《黃帝內經》和《傷寒雜病論》中都有描述。

大致上來說，中醫認為病從身體的內向外移，是疾病好轉的

徵兆；相反由外而內移，代表病情轉差。情況有如不少病人，因為濕疹或蕁麻疹到中醫求診，有時中醫用「發疹」的診治方法，病人皮疹會增加數天，接著便會慢慢消退。這是中醫和西醫對症狀分析的不同。

因為病人要到外國升學，第三條藥方主要是長期調理腸胃，消滯補益，鞏固療效，萬分叮囑病人要繼續戒口，而且要定時到中西醫覆診，千萬不可自己停藥。

從此病例中看到中醫治病是從整體考慮，每一次覆診側重治療的地方都有不同，但中心治療的經緯卻不會改變。情況就如下象棋一樣，每一步都有不同的部署；又如行軍打仗一樣，每一步都有每一步的策略，但最終目標從沒有改變。中西醫結合治療，如這病人一樣，所考慮的更為複雜，亦更為值得我們思考研究。

積滯可以影響肺痰

　　一個來自新加坡的中年男士來求診，他的咳嗽問題已持續一年，曾入院三數次，更有一次氣喘到窒息昏迷要急救，咳嗽長期末停過，令他感到辛苦和困擾。這次他在香港逗留八天，特地找我看症，診斷後，當是慢性氣管炎及體虛氣虛，我就給了他一些口服西藥和中藥，叮囑他四日後回來覆診，以便再四日後，在他臨離開香港前可以覆診一次。

　　四天後他回來就診時，說病情改善很多，咳喘都減少至所餘無幾。我於是同方微調，希望他四日後再來，就可以給他長久一些的藥帶回去新加坡充分調理。

一時貪吃，病情急轉

　　第二天他即回來覆診，我問他發生了什麼事，他說病情突然轉差，咳嗽得很厲害，氣不順暢，但是脈診沒有著涼或感冒的跡象，聽診也沒有氣喘哮鳴音。沒有食海鮮，所以不是這種敏感。

　　再追問方知道他那天吃了膏粱厚味的食物，於是在原方加了些萊菔子、白茅根等消除積滯的中藥清腸胃，靜觀其變。幾日後

他回來說好轉不少，於是就按照原來計劃，給他一些藥帶回去新加坡調理。

這個病人使我深深體會到食物積滯可引起肺部氣機不適。西醫學術知道肺部會受腸胃因素影響，卻未曾聽聞他們提及積滯對肺部有什麼影響。中醫學則清楚解釋腸胃與痰有關係，認為脾胃不調是生痰之源。可見，理論是一回事，新的觀察也很重要。在理論的基礎上多加觀察，可以打開中西醫的眼界，也將是新理論的開端。

食得唔食得——論「迎糧」

　　一個女病人因肚痛和惡心求診，擔心自己感染流感。細問之下，應該是她三天前吃了蜊蚶所致。她很奇怪地問：「已經是三天前吃的，還會有關嗎？」病人的脈象屬滑細弦，完全沒有感冒跡象，我便對她說確實與流感無關，也不是感冒菌入腸，結果她服用簡單調理腸胃的藥後，兩天就痊癒了。

進食後的「空窗期」

　　不同的食物，在進食後都有不同的「空窗期」，例如冷凍類食物通常在一天內就會爆發出來，至於蜊蚶等海鮮，其影響可延至三天才顯現；吃火鍋，空窗期更可長達五天。因誤食引起的腸胃病症，未必會立時表現出來，有病人外遊，回港後腸胃才開始有徵狀。

　　再說一個病例，大概二十多年前，有個二十來歲的年輕男子肚痛求診，經初次治療，徵狀未能緩解；覆診時，細問下發現他之前吃了五六隻生蠔。起初，我不能確定這跟生蠔有關，因為由進食至發病相隔了快十天。在 X 光檢查下發現大腸中有一團氣，

把部分位置阻塞，病人回家服藥後仍然肚痛；再照 X 光，見氣泡仍在大腸內，但位置已往下移。幾天後，病人腸道內的氣泡完全消失，方才痊癒。這些氣泡估計是人體進食蠔後產生的反應物，終於隨大便而除。這病人因為吃蠔，前後影響了差不多三十天時間，當時的確令我大開眼界。

事實上，有很多文獻談及腸胃中存在著許多好和壞的微生物，而且都與身體狀況息息相關；而從中醫角度來說，這些問題就是與脾臟相關。中醫的脾臟，可以理解為現代醫學的消化與免疫系統。我曾在香港中文大學香港中西醫結合醫學研究所和香港中西醫美容醫學學會合辦的講座中提出「脾主迎糧」，講及中醫理論中脾臟如何與身體過敏反應相關。其實，中醫古籍《黃帝內經》早已指出「脾者，主為衛，使之迎糧」，意思就是脾臟能保衛身體。

「營氣」和「衛氣」

脾臟如何保衛身體呢？一般中醫理解「衛」為「水谷的悍氣」，意指食物入腸之後經消化，會產生營養身體的「營氣」，同時帶動護衛體表的「衛氣」。

如果結合現代醫學，可以理解為食物可以是好的，也可以是壞的。進食後，身體會作出反應，消化有益的，抵抗有害的。消化和免疫系統一起工作，讓身體吸收好的資源。中醫學的「脾臟」，可以說包涵了吸收、消化和代謝，在血液循環和淋巴系統協助下，傳送營養以滋養全身。「迎糧」指的就是當迎接糧食入口

時，消化、免疫、神經及內分泌系統就開始作出反應。

　　近年有不少學者研究腸胃吸收，或免疫系統與腸道內的變化，甚至腸道微生物的生態系統，研究成果繁多。當中最值得注意是在分辨吃進肚子的食物是好或壞。很多動物或小孩，會對不喜歡的食物作出特別反應，除了免疫反應外，神經系統亦有這種機制，藉著腸胃內環境與大腦中海馬體的神經互動而產生記憶，慢慢形成新的吸收食物運作模式。當不能排除壞的食物或雜質，腸道就不能保持健康，身體也會產生適應性的免疫記憶，表現為過敏。身體在小時候形成的特定反應，在發育後會演變出很多變化，甚至令腸胃的微生物也產生變化。因此，在日常生活中，要注意飲食，維持腸道免疫系統健康，就可以預防過敏，避免產生易激或發炎的徵狀。

【四】

腎病

生理性腎虛和病理性腎虛

中醫認為，「腎」為先天之本，是生命之根，人到中年容易「腎」虛，少數青壯年或少年，由於體質弱或大病、久病，也可出現「腎」虛症狀。

中「腎」不等於西腎

西腎（kidney）包括腎和尿道。至於中「腎」，古人認為腎藏精，腎主生殖、生長、發育生理功能等；現代中醫研究則認為腎的主要內部功能相當於下視丘的功能軸，即由下丘腦一垂體一靶腺軸互動構成的 HPA 軸。它是神經內分泌系統的重要部分。實體（居於內的臟）包括腰以下之腎、腎上腺（腎臟的上緣）及相關機體、泌尿功能、二陰、生殖器官、盤腔及下背筋腱肌肉。

「腎」虛在中醫「腎」病証候中，有「腎」氣不固、「腎」精不足、「腎」陽虧虛、「腎」陰虧虛之不同，宜分別採取固「腎」、填精、溫「腎」、滋「腎」的補「腎」之法。「腎」虛証可見於多種病患。

多種情況被誤認為「腎」虛

（一）陽痿，陽事不舉，或臨房而不堅（說是「腎虧」）。的確，中醫認為，其多由房室太過，以致精氣大傷，命門火衰，即是「腎」氣大虛。但這亦可由心脾氣損或恐懼傷「腎」引起（相當於現代醫學的性神經衰弱症）。

（二）腎炎，也就是說「腎」虛，中醫認為引起腎炎的原因有許多，如風邪外襲，肺氣不宣，水道不調，風遏水阻而引發水腫；或水濕內阻，脾不健動，水濕不得下行，泛於肌膚而成水腫；也可因勞倦太過，脾氣虧虛，水失健運而導致水腫。而病久傷及「腎」，才出現「腎」虛。因此，患腎炎，並不等於「腎」虛，不應亂找補「腎」藥。如果在水濕未退而亂進補，反有閉門留寇之嫌。

（三）一些人舉凡有失眠、脫髮、頭暈目眩、腰背痠痛、耳鳴耳聾症狀，就懷疑是「腎」虛所致，這樣未免想得太簡單。

「腎」虛的分類

「腎」虛可分為：

- 生理性「腎」虛：老年人所必然進入合乎生理規律的「腎」虛階段。
- 先天性「腎」虛：先天不足，體質弱，可出現「腎」虛症狀。
- 病理性「腎」虛：大病、久病，也可出現「腎」虛症狀。

生理性「腎」虛

生理性「腎」虛。生、長、壯、老、死亡均與「腎」氣密切相關，恍如「生物鐘」。「腎」虛辨證標準包括腰膝痠痛、肢軟、牙齒疏鬆、頭髮脫落、耳鳴耳聾、性功能減退等，皆可視為老年退化徵狀。衰老好像有個「生物鐘」支配著，是一種程式衰老學說，「腎」虛在神經內分泌軸上也有共性。老年人必然進入合乎生理規律的「腎」虛階段，因此屬於「生理性腎虛」。正如《素問・上古天真論》提到，「女子七歲腎氣盛……二七而天癸至……四七筋骨堅……七七任脈虛，天癸竭……。丈夫八歲腎氣實……二八腎氣盛……五八腎氣衰……八八齒髮去……」下盤肌肉衰老勞損也是「腎」衰老重要病徵。

病理性「腎」虛

老年人本身必然進入生理規律的「腎」虛階段，若早年夜睡不足，更改生物鐘，太過，則為病理性「腎」虛。「腎」與衰老密切相關，「腎」虛患者常常呈現出「腎」虛基本症狀，包括腰背痠痛、脛軟跟痛、耳鳴耳聾、髮脫枯悴、齒搖稀疏、尺脈弱、性機能失常（夢遺、陽痿、滑精等）、失眠乏力等。

「腎」虛症有「腎」氣不固、「腎」精不足、「腎」陽虧虛、「腎」陰虧虛之不同。「腎」陰虛證還可見五心煩熱、失眠多夢、盜汗、口乾咽燥、頭暈目眩、夢遺、早洩、午後顴紅、舌紅少苔或有裂紋、脈細數等。「腎」陽虛證則在「腎」虛證基礎上兼見畏寒肢冷、小便清長、下利清穀或五更泄瀉、陽痿、帶下清稀、宮

寒不孕、面色蒼白、舌淡胖苔白潤、脈微弱遲等。

現代中醫學結論「腎」陽虛和下視丘內控制內分泌的中樞功能低下有關。推論「腎」陽虛證的發病環節為下丘腦（或更高中樞）的調節功能紊亂，未老先衰；而老年人神經內分泌軸功能失調的主要環節也在下丘腦。至於「腎」陰虛的臨床表現症狀，皆和自主神經的關係非常密切。自主神經的中樞位於下丘腦與腦幹，前者主要有整合協調的作用，後者主要是內源性表現。

補腎之中藥材

臨床上，「腎」虛最重要分為「腎」陽虛及「腎」陰虛兩種，亦有「腎」陰陽俱虛證。「腎」虛為更年期綜合症治病之本，用補「腎」填精之方。但亦須顧及其他臟腑：肝「腎」陰虛、脾「腎」陽虛、心脾兩虛、心「腎」不交、陰血虧虛、肝鬱脾虛、沖任不固、氣鬱痰結等。對於更年期綜合症的治療，一是補「腎」，二是調肝。中醫臨床上常用生地、當歸、白芍、川芎來滋補肝腎；以熟地、菟絲子、覆盆子等補腎氣，山藥、白朮、茯苓、蓮子來益氣健脾；用仙茅、淫羊藿等溫補「腎」陽，黃柏、知母瀉「腎」火，當歸補血養精，益母草、杜仲補「腎」調經；再用歸脾湯加味來益血養心安神。更年期的婦女性激素分泌減少，副交感神經系統紊亂，西藥主要用荷爾蒙，但不無副作用，不能長用。亦可用食療的方式來調養身體，補「腎」養陰。但需依個人體質症狀不同而施以不同處方。

中醫看耳鳴：腎虛出事

近來一病人受耳鳴困擾影響工作而求診，才明白到耳鳴對生活影響和精神困擾之大，超出醫生所想。我看完美國樂隊 Metallica 的演唱會後，亦耳鳴了數天。但這種因聲量過大或長期在噪音環境工作引起的耳鳴，並不在本文討論的範圍。

小部分有耳鳴的病人，有可能是嚴重疾病的徵狀，例如鼻咽癌患者可能會有持續一側或雙側耳鳴。當然大多數病人亦會有其他徵狀，例如頸部淋巴腫大、鼻涕有血等等。所以如果有持續耳鳴，應先求診排除嚴重疾病，避免喪失治療痊癒的機會。

腎氣弱「眼矇耳聾」

大部分病人耳鳴，從西醫的角度看，若找不到確實原因，病人大多歸咎為聽覺退化。從中醫的角度看，隨著年紀增加，腎氣虛弱可引起耳鳴。為什麼特別講腎氣呢？因為中醫認為腎是人的根本。

人體在少年和青春期發育成長，以及中老年後的逐漸衰老，都跟腎氣的強弱盛衰有關。總之腎氣強，身體壯實沒有衰老的跡

153

象；腎氣虛弱則即使年紀不大，亦會顯現各種衰老徵象，如頭髮變白，漸漸寒背，腰膝痠軟等等。

中醫有「腎開竅於耳」的理論，即是說腎氣強弱與聽覺密切相關。腎氣強耳聰目明，腎氣弱者，俗稱「眼矇耳聾」。

所以中醫治中老年人耳鳴，會用補腎的方法。最出名補腎治耳鳴的中藥方莫過於「耳聾左慈丸」。此方其實是建基於「六味地黃丸」的基礎上（相信不少讀者有進食六味地黃丸補身），加上磁石、柴胡兩中藥所組成。但不少病人用了很久的耳聾左慈丸，耳鳴還是沒有好轉。所謂「丸者，緩也」，中成藥中的藥丸，其藥性都較為溫和，功效亦較為緩慢。較可取的方法，應該是看中醫，針對根據病人的體質來治療，處方湯藥，病情穩定後才用這些中成藥長期調理。

其他導致耳鳴的成因

少陽、中氣不足、腎虛都會有耳鳴的情況，但耳鳴則不一定是腎虛。例如其中一種感冒患者，多見經期前後的感冒會產生所謂「少陽證」，病人會覺得經常眼瞓、頭暈耳鳴、耳仔有阻塞感等徵狀。徵狀類似西醫的聽神經發炎和內耳迷路炎。此類病人可服用小柴胡湯醫治。

所謂少陽，即病邪入侵了病人的膽經和三焦經，這兩條經絡都是「少陽經絡」。而少陽經行人身之側，治膊頭，經過頸部，圍繞耳仔走一圈。這兩條經絡因外邪入侵而阻塞，就會產生耳鳴耳聾。除了服食中藥外，這一類耳鳴也可利用針灸醫治，一般中

醫師會在耳的周圍下針，再加上少陽膽經和三焦經的幾個穴位下針。原理是利用針灸打通被阻塞的經絡，恢復耳的功能。近來西醫亦有研究證實針灸對耳鳴的治療有效，可見針灸治療耳鳴得到重視。

另外還有一種耳鳴較為常見。這類病人的耳鳴是因為脾胃虛弱，氣血不能夠到達頭面五官之處，耳目營養不足所導致。這類病人大多有消化道症狀，例如食後腹脹、大便泄瀉等等。這亦即中醫所謂的「中氣不足」。這類病人可以飲中成藥「益氣聰明湯」。這一條方由中醫經典人物金元四大家之一的李東垣所創立，當中的主藥是北芪。整條方的用意是透過調理腸胃提升中氣，以達到「耳聰目明」目的。

惟近來在中國內地和台灣有不少家長，以名度意，追捧利用這條藥方，使小朋友更加聰明，贏在起跑線，實在令人費解。

以上所說的只是例子，讀者有耳鳴問題，服藥前必先請教合資格的中西醫。

【五】

皮膚病

自由用類固醇，濕疹必治癒？

一個年輕醫生在我診所跟症時，有病人問：「難以治療的濕疹，假如不用中藥治療，有沒有其他方法治癒？」初生之犢不畏虎，已取得皮膚科文憑的年輕醫生一臉自信地回答：「若可自由地使用類固醇，一定可以治癒。」

類固醇的優點與缺點

我也曾經想過，若自由地使用類固醇，是否可以持久地控制病情，甚或治癒？經多年反覆觀察，類固醇的確有很強的治療作用，翻查文獻了解類固醇的效用時，發現類固醇雖然本是人體正常生理所需的腎上腺皮質有規律的分泌，除了在身體有正常生理作用，例如新陳代謝功能之外，也可以在身體出現急劇變化時，激發人體自行產生大量類固醇，形成自癒的能力，這種能力不同於普通的生理反應。

由此看來，類固醇在皮膚病治療方面，除了藥物作用之外，好像也能給予身體這種激發出來的自癒能力，使到皮膚狀態回復

157

正常。雖然普通人在環境或身體急變時自身會產生大量類固醇，但這種情況不能持久，身體也不可能承受這麼多急變。因此，醫生如長期處方大量類固醇，亦自然有副作用。

皮下「垃圾」持久不散

但是，剔除副作用這個因素，處方大量類固醇又是否能治癒皮膚病呢？經多年觀察，一些大範圍皮膚受影響的病人塗了類固醇後，部分皮膚變好，因類固醇可減退發炎；但一部分的皮膚會變厚，特別是環繞關節的位置。原來皮膚的下層有一些殘留物質（在這裏簡稱為「垃圾」），積聚之後，未必能夠容易清除。垃圾是由很多不同的物質組成，有些是由食物引起的病變，有些是敏感引起的殘餘反應，有些是身體免疫系統的不協調，有些可能是細胞衰退後的殘餘組織物質，持久不散。

當這些垃圾積聚造成阻礙時，身體不知如何驅除，就會引起炎症，並且引起其中組織與纖維之間黏連，這就是大致的情況。所以，即使處方大劑量類固醇也未能擊退皮膚發炎。

類固醇與潤膚膏同用加快改善

濕疹雖難治癒，但現代醫學發現，將類固醇加上潤膚膏同時使用，濕疹會改善得較快，類固醇劑量亦可減少；而我發現特別是將潤膚膏按擦或重點推散皮下的黏連時，效果更佳。

隨著醫學進步，現在中西醫大可減少使用類固醇，而主力用不同方法去除皮下垃圾，增強自癒能力，中藥辨證法又有消炎清熱作用，減少黏連，治理便容易得多。

中醫治療皮膚病可以很有效

我不是皮膚科醫生，但有不少患上各種奇難雜症的皮膚病患者來求診。以下分享一個跟隨我看症的中醫學生記下的一個病例。

皮膚乾硬、足冷，屢醫無效

一名中年男子素來無病徵，自覺身體好。他三年前右小腿後側皮膚乾硬，其後其他部位的皮膚出現紅點、小乾塊，主要見於身體下部，亦散見於臍周腰部。就診時，右腿患處八寸皮膚乾燥、皮厚、脫屑，色黯偏黑。他曾接受數個中醫及西醫皮膚科醫生循濕疹方向治療，當中有的中醫以血熱證治之，皆未有改善。

他體型健碩，不疲倦，腸胃好，脾氣佳，無痛處，下體亦無不適，整體無寒熱感覺異常，只是明顯覺得足冷。他不口乾，舌苔卻黃膩偏厚，舌腫，色偏紫，舌左邊中前方有凹摺紋，右舌邊細看偏光。唇黑。脈滑。右手指甲半月痕全失，左手還有一指甲有。

這類皮膚病一般用清熱除濕的方法就能見效，但病者之前卻屢治不效。惟有覆核。我斷證為體內痰濁多於濕（中醫認為水液

積聚在身體而稠濁的就成痰）。當整體病徵表現甚少，就要在細微之處尋求病因。病者一向健碩，不是陽虛或血虛，亦不覺怕冷，但奇怪的是明顯感覺腳冷，估計是陽氣分布受阻所致。病者苔黃膩，細問下，原來患者吸煙多年，每日達一至兩包，可說是肺熱導致痰熱阻絡。這結論其實已足夠制定治療方案，可是，還需思考為何身體徵狀表現有明顯的左右偏向。

左肝右肺的中醫角度

考慮到氣血的循環，以中醫「左肝右肺」的角度來作考慮。皮膚病患起於右邊下肢，以右邊及身體下部為主。肺主右降，肺熱則消耗陰血，至遠端時陰血更見不足，而肺主皮毛，病患常見於皮膚，恰恰與病者情況相符。病者右舌邊光苔，手指甲半月痕只餘左手有一隻，皆顯示右邊的氣血較為不足。病者舌凹摺紋只見於左邊，凹摺紋由舌下筋脈拘急收縮所引起，亦與左肝主筋相符。

以左肝右肺的角度考慮之後，能更好地解釋病者左右不同的表現。肝肺氣血的循環營運不足亦可解釋遠端的足冷。所以最後決定先清熱化痰通絡，在皮膚常方中，特地加入了元參、桑白皮，目標是清肺熱則無痰熱阻絡，絡通則恢復氣血之運行。

但預料皮膚厚實之問題治療需時，日後可從治療效果來檢討，待痰熱稍解，再同時治以行氣活血。肺熱傷津方面，則當兼用養陰清熱以善其後，使身體各部位得到充分濡養。

中醫治病不一定慢癒

　　該病人來診兩次後便不再覆診，再過了兩星期，找人問候他，他回來了。原來他那十數天單單口服清肺熱通絡藥物，皮膚就明顯改善，不再厚實，腳也不再冷了！回來診所只是看看還有什麼地方需要醫治。見他的厚舌苔也減退了很多，於是以後也不需再覆診。

　　中醫學是令人驚訝的醫學，有些人把中醫西醫配合簡化為西醫治病，中醫治身體或治未病，又誤以為中醫治病會慢癒。其實中西醫各有所長，匹配有序才是發展方向。

【六】

筋骨及關節痛

治療痛症根本問題

　　痛症痛感可以是明顯或模糊的。關節方面，可能是關節疼痛、腫脹、壓痛，並有關節咿軋聲響。肌肉方面，可能會因為肌肉無力、勞累、痠痛、局部壓痛、活動範圍受限、勞動能力下降，而出現持續性疼痛、痠脹、肌肉硬結、功能障礙等。

　　痛症診症方面，西醫用組織結構的神經醫學觀；中醫則用機能反應性的臟腑氣血醫學觀。對痛症的解釋，西醫看神經通道中之化學分子生理病理；而中醫以氣血不通解釋，亦重視臟腑氣血調和。

西醫針對靶點止痛，中醫天然方法紓緩

　　西方醫學從解剖學理解痛處，繼而找出和清除結構的病變。現代醫學對痛症解剖、生理及生化學方面的通達，始於十八世紀麻醉技術革新發展，隨之而產生各痛症理論，包括特異學說、模式學說、習性學說、個性學說、門閘控制學說、腦內啡（endorphin）、自我擬象等，以心理或神經通道中化學分子來解釋疼痛的生理病理。及後發展至生物化學，認識到疼痛的生理傳

導途徑，找出可阻隔傳導的靶點，針對靶點，研發出很多效力愈來愈強的止痛藥。

中醫學的痛症理論則始於體感原則，即身體感覺，古人本能地應用最初級、最原始的方法來緩解疼痛或抗痛，包括撫摸、按壓、揉擦身體某些部位使傷痛減輕，砭石、砭針更成為緩解痛症的醫療工具。依據古時的熱泥、熱石等熱敷技術，出現了使用天然草藥在痛處揉擦或敷貼等方法，並逐漸發展成為以其榨取浸出物製成的外敷鎮痛藥，春秋時代醫書記載曾將此稱之為「熨貼」，即當今之「膏藥」。中醫認為「瘀則生痛，通則不痛」，《黃帝內經》就疼痛的特徵詳細記載有關經絡、穴位、九針製作、刺灸手法、適應症、禁忌症和針灸治療原則等內容，至今一直沿用，甚至發揚光大。

針灸和推拿治療疼痛

對付痛症，可直接從痛處著手。若能發現結構性的痛點，直接找出來解決了便是。可是，病人往往有超過一個痛處，亦有病人是無特定痛處。這多是因為身體不適因素增多，身體內聚力不及，而被外力壓垮。這時，當身體操作中多個體位已被外在環境變動影響甚至傷害到，而導致多處疼痛時，用藥物控制痛楚靶點雖然有效降低痛感，但不能解決根本問題。既是多體位變動影響身體狀況而導致疼痛時，就要從根本上找出不適的原因作治療，不能光治療疼痛靶點。

中醫學用針灸手法來治療疼痛，就是以此為方向，辨證施

治，治療根本問題。除了針灸，中醫治痛亦可加上正骨、推拿、點穴、中藥外敷等方法以治療骨、關節、韌帶、筋膜病變。對於「鬱悶而滯著，筋骨瑟縮不達」者，需要伸展則以導引，即今日的氣功來治療。

有些人做推拿時覺得痛，這情況是否正常？專業的正骨推拿有效舒筋通絡、活血散瘀、消腫止痛，其應用範圍極廣泛，常用於頸椎病、急性腰肌勞損、椎間盤凸出、四肢關節軟組織損傷等。根據痛症、臟腑、骨折傷勢、軟組織勞損等不同需要，適當地以運動、矯正姿勢等來治療痛症，與物理治療相輔相成，各有功效。筋骨勞損的病者，有些因日久而出現筋膜黏連，所以做推拿治療時，有機會因牽拉移位不適而致痛，亦有可能因久未使用的僵硬筋肌再次活用而致痛。一般來說，推拿結束後疼痛的部位應會緩解下來，如回家後未見改善，或表示不對症，或是按錯部位，應向專業人士尋求意見，千萬別迷信「愈痛愈好」。

事實上，不少病人是因為慢性勞損、外感六淫、體質虛弱、先天稟賦不足等原因引起不適，而導致疼痛。身體缺少精、肉、陰、血時，只用針灸或手法治療未必能恢復健康，還需以藥物扶補，根據臨床徵狀，按臟腑、氣血、經絡辨證，組方用藥。務求內部力量足以應付外力和使痛處復原。

中西醫結合治痛，先找出痛的部位，以及其他關連、牽引的地方，制止及減少致痛的因素，增強身體免疫力，中斷產生致痛物質之惡性循環，穩定身體內在環境，以直接、矯正、鞏固等方法來作根本治療。

中西醫治療筋骨勞損

筋骨肌肉勞損包括肌肉、韌帶、關節及骨骼的損傷。這些情況十分普遍。這類型損傷，除了因搬運重物之外，亦會由一些微不足道但持續又重複的動作引起。其中以發生在患者的背部、手部及臂部最為常見。持續的微痛、筋骨痛楚、發炎腫脹等都是受傷的徵狀，近年西醫有個病名叫「纖維肌痛」（fibromyalgia），意思大概相同。

這類的損傷，除了會令人感到不適之外，更會減弱患者的工作能力，令工作效率下降，常由一個部位牽連其他部位損傷，最後就連日常的生活及作息也會受到嚴重影響，重則甚至喪失工作能力。

筋骨肌肉勞損的成因

直接引起筋骨肌肉勞損的三大普遍因素包括：

（一）人力提舉操作或支撐沉重的物件；

（二）高度重複的動作；

（三）不良的工作姿勢。

間接地導致筋骨肌肉勞損，令受損情況惡化的因素包括：

（一）身體因精神壓力或勞力過度，身體機能下滑，以致不能支持各部肢體靈活自如，氣血不足使長期姿勢不良。

（二）不斷的過度負荷，引致全身肌肉、關節受壓力而受損。

關節之所以會扭傷、勞損，或是出現發炎等情況，主要是因為關節間磨擦得太多，以及平時活動時姿勢不當引致，當中有運動創傷、職業病、長者退化病、家務勞損等。

長者易關節退化

身體組織器官在三十歲後便開始退化，到了五十歲後更開始老化，骨質疏鬆症、退化性關節炎等陸續出現。

關節是骨頭相連接的地方，目的是方便人體活動，隨著年歲，關節間的分泌會相對地減少，再加上關節經長年累月的勞損，軟骨組織就會變得不足負荷，從而令長者容易患上關節炎。

常見退化性關節炎可分為兩種，分別為退化性膝關節炎及手部退化性關節炎。前者為走路時（尤其上落樓梯或搬動重物）膝部痛楚加劇。而手部退化性關節炎的症狀包括關節紅腫和變得僵硬，長期的關節炎又會令手指關節的活動減少，繼而引發另一個嚴重的問題——肌肉萎縮及變得無力。若進一步出現永久性變形，則更痛苦，甚至影響其他筋骨。

三十歲前常見的勞損痛症

三、四十歲後，常見腰椎滑脫、椎盤脫出、椎管狹窄等骨節

病變。三十歲前也會見勞損症，出現腰肌勞損、肩膀痛等肌腱病變。肌肉勞損是一種慢性及反覆積累的微細損傷，常發生在肌肉活動過多或靜態姿勢下肌肉持久緊張的部位，腰、肩、頸部肌肉勞損常見於日常多用電腦工作人士，以前常提及的網球肘，現今電玩遊戲更易引起勞損。普遍稱的四十肩、五十肩，是由於圍繞肩關節的軟組織發炎而形成的毛病，也可以由肌腱勞損開始。

治療筋骨肌肉勞損

止痛消炎的藥物可減輕因關節炎帶來的痛楚，但消炎止痛藥只是個治標不治本的方法。因此一般來說，醫生大多不鼓勵患者依靠藥物治療去紓緩痛症，會建議採用物理治療，更希望他們能從一些日常生活著手，治理方法包括增加肌力、多做拉筋運動。

年齡增長，軟骨不斷磨損，韌帶及肌腱的彈性慢慢消失，若再加上過胖的體重及不適當的運動，情況會更為嚴重。

葡萄醣胺對於治療關節痛有效，而注意減重之餘，更需要調整作息（減少關節磨損），避免過度負荷，例如做過量的跑、跳、蹲、跪等負重運動。必要時要使用輔助工具，護膝、登山杖等可減低負荷，令勞損復原有時。

中醫以推拿、針灸、方藥調理治療。正骨推拿及針灸用於人體的經絡穴位，調節臟腑各組織器官間的平衡，加速新陳代謝，修復各種損傷，達到防病治病的目的。另以疏通經脈、行氣活血、消腫止痛等療法，達到「通則不痛」的治療目的。

配合中醫的內治法

中醫的內治法以辨證論治為原則，通過內服藥物作用於體內，達到內外兼治的目的。肌肉勞損，中醫視為經脈不通，氣血運行不暢，筋肉失其所養。退行性骨關節病，則視為肝腎虧虛、骨節勞損、寒凝瘀阻、骨質增生、虛夾痰瘀、骨節僵痹等証候。而骨關節炎則有多種誘因，包括氣滯血瘀、脾腎虧虛、肝腎虧虛、肝腎陰虛、瘀滯筋骨、風寒濕阻、血虛寒凝、寒濕瘀滯、腎虛寒凝、腎虛寒濕、腎虛血瘀、濕熱痹阻、痰濕阻絡、痰瘀互結、熱毒蘊結、營衛不合、肝虛筋急、陰虛內熱、陽虛寒凝、陽虛寒濕等不同証型。

新傷舊患中，有因跌打損傷，輕者傷筋，重者則損骨，亦會有傷筋、傷節、筋膜沾黏等症。對於急性勞損、慢性勞損、外感六淫、體質虛弱、先天稟賦不足等原因引起的骨、關節、韌帶、筋膜病變，根據臨床症狀以臟腑、氣血、經絡辨證方法組方用藥有幫助。內治之所以需要，是根據於病理原則，如治風先治血，血行風自滅；又如風濕關節炎痹症，需治理風寒濕三路邪氣雜至等痛症病機。

至於慢性痛症，臨床以久痛難癒為主要特點，亦可根據中醫「久痛多虛」、「久病（痛）耗氣」、「久痛入絡」、「久病（痛）必瘀」等傳統理論組方，起到活血化瘀、舒經通絡、祛風除濕、消炎止痛的作用。

中西結合治療痛症，可綜合各法治療，了解及消化各病機病理，以整體病理而治療。

余秋良醫生

肌腱撕裂偶有不作手術的考慮

　　分享病人案例可以讓中醫西醫看到各有盲點。一名年長女士因右肩不能舉起而求診，兩個月前，她提大袋時右肩關節發出咿軋音，當時不痛；第二天隱隱作痛、乏力，右手只能向前提高三十度且難維持。掃描見右棘上肌肌腱（胛骨岡上肌）接近完全撕裂，右棘下肌肌腱亦出現異質性的變化。兩名骨科醫生認為要手術修復，但病人想先試保守治療，做了兩個月物理治療，但效果不彰。

　　來診時，病人右手前舉至三十度無力維持，不能向外舉，有隱痛，舉手時右肩明顯高聳。觀她整體虎背熊腰，這或因上斜方肌繃緊所致；旋肩沒有阻力，按壓沒痛點，但按棘上肌則少許隱痛，受拉扯張力增加痛楚。

修補肌腱撕裂前先「上肉」

　　病人要求轉介針灸推拿，但診症之後，我建議先做中西醫藥物治療。她納罕。我解釋說，修補撕裂當然要做手術，但若在一條磨蝕成洞的破褲上直接縫合修補，旁邊部位因縫合而少了虛

位，已磨損的組織會被拉扯致增加破裂；所以應先利用藥物令病人「上肉」，令磨損肌腱重獲正常組織功能，不讓針灸推拿或手術增加拉扯加添磨損。

用藥一段時間後，病人肌力和肌肉控制已明顯上升，右臂容易提舉；五星期後，更開始向旁舉。

長期不良姿勢造成勞損

雖然舉手明顯進步，但舉手時聳肩仍未解決。其實首診時已看到病人右肩前傾的不良姿態，但當時未可判斷是否與病關聯。及至這刻，就解釋了右肩前傾並非傷後引起，而是長期問題所致。病人回想以往雖無痛症，但多年常用右手拖拉行李，總覺右肩不適。估計她右肩膊前傾、手臂內旋的不良姿勢，導致過度伸展傷及右肩肌腱韌帶，軟組織不勝負荷而勞損，再借力引發今次嚴重肌腱撕裂，傷患不是單次用力過度所致。

治療後右肱骨前移明顯減少，但右肩前傾沒有改善，反映問題由不良姿勢引起，需要處理。於是微調治療方向，加入解決右肩前傾的運動。運動後病人右肩前傾逐漸減少，肩功能和穩定回復正常。

從西方醫學角度看，肌腱康復能力有限，如遇到嚴重肌腱撕裂，修復手術是唯一可行方案。單次因傷撕裂，這無可厚非；如不是單次急傷者，若未能判斷旁邊組織有磨損，可再受破壞而伴來不同程度的後遺症。

判斷組織損傷並不簡單容易，中醫一般也常先作針推。而在我診所跟診的物理治療師，可透過觀察病人對治療的反應和病史，辨析病人是否因錯誤姿勢引致右肩長期勞損，再引致傷患，對症下藥。藉西醫對各肌腱的了解，又以中醫對身體虛實的通曉，避免不因應整體對策而引起的風險，更能解決問題。

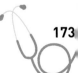

古「風」今「風」

最近，診所來了一位六十歲的太太，說一年多來不能自控的持續搖頭，近日的情況加重。她曾四處求醫，照腦部磁力共振，檢查甲狀腺、腎上腺素、荷爾蒙，但都找不出病因，病情毫無進展。詳問病史後，我發現她在二十年前也曾經有同樣但較輕微的搖頭，而在看脊醫後痊癒。不過，此後病人每個月仍容易頭痛、驚慌，偶然心悸。就診當天，我見她整體身體不錯，神志清醒，精神頗佳。她說自己沒有怕冷、怕熱或痛症，只是膽固醇有點偏高。另外每天要吃一粒藥控制血壓，而她說自己入睡容易，但難以睡得沉。在問診過程中，可以看到她的頭明顯向右傾側。

不停搖頭，是風病抑或頸骨退化？

頭部震顫，問坊間中醫病因為何，一般會回答是「風」。中醫的風雖有「內風」及「外風」之分，但總之一見震顫，往往診斷為「風」。我就問在我旁邊跟診的中醫，如果是風，那麼病人是否中風呢？答案顯然不是，因為她二十年前經脊醫治療後已痊癒，而且腦部磁力共振亦無異常。跟診的中醫有些茫然，無法斷症。

其實所謂的「風」，普遍代表突然、變化無定的意思，但這病人的表現顯然不是突變。追溯古書《諸病源候論》，因應六邪而有很多有關風證的條文，可是至今已被濫用，醫師很輕易就把有震顫的病人當是風病。事實上這位病人除了震顫外，其他的徵狀都不能解釋，包括頭偏側得厲害，另外亦沒有對手腳造成影響，脈、舌、面色也沒有異常。因此，中醫不應這樣簡單就作出診斷。

我再按病人頸椎，發現病人在 C2 頸椎（圖五）有痛點及病變，頸椎整體也不健康。肝主筋，此為筋病，於是我就以方劑來舒肝柔筋，治療她的骨節痛及減低肝氣的影響，兩星期後病人頭部震顫明顯減少。之後安排她接受頸部 X 光，顯示頸骨中部頸椎間狹窄無虛位，證明頸骨退化是重要病因。這時病人女兒指出病人頭顫震會因頸部向前彎下而增加，由此更肯定是頸骨退化所致。

中醫不斷進步，從古人所說的風證，到後人藉著累積起來的經驗和知識，令診斷得以演變，證候分類截然與古不同。今人應加以考慮現代知識，使診斷更準確有用。

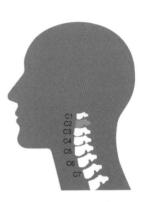

圖五：人體頸椎圖

亂學拉筋，小心愈拉愈緊

一名年長女士來診，說四年前因為撞傷引致胸骨疼痛，傷後又因平衡不佳跌倒，脊骨骨折。半年後疼痛漸減，嘗試以《易筋經》幫助復原，但腰背痛反而變得更嚴重。初診還未詳問病歷時，憑著脈診以及面、舌的表徵，指出她有腸胃問題，贏取她的信任。經查問後，她的確有數十年的腸胃問題，容易泄瀉。原來這個病人的膝蓋在過去十年素有不適，身體亦有其他各種狀況：糖尿病、心病、眼疾、哮喘等，左腳常常腫脹、有瘀塊，甚至潰爛，更有怕冷怕熱、走路困難、不能久站、耳鳴、聽覺減退等病徵，幸好睡眠質素不錯。

從改善站立姿勢到單腳踢腿

檢驗後發覺她上腰脊骨位置有一處明顯凸出，脊骨弧度有異，雙膝腫脹，左腳尤其多瘀塊，因發炎令腫脹問題更嚴重，從 X 光檢查中發現她脊椎 L2 位置（圖六，見右頁）因骨折而起角，形狀弧度不太平滑。

經過幾星期中西藥治療後，各方面都有好轉，背痛減少，腳腫也消退，腸胃明顯回復正常，再也沒有泄瀉。於是我以站樁理論為基礎，開始教她站立的姿勢。剛開始練習時，觸摸她腰背明顯摸到凸角，調整姿勢後，脊骨弧度變得順滑。這時再教她單腳站立並踢腿，她表示很擔心，因為素來身體都會搖擺不穩。教她單腳踢腿時不要擺動重心，提起的大腿則保持膝部以上不動而只擺動下肢，動作就會容易得多，她也有信心單腳踢腿了。

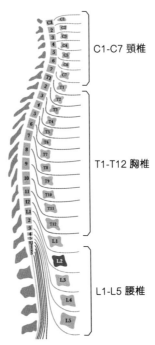

C1-C7 頸椎

T1-T12 胸椎

L1-L5 腰椎

圖六：人體脊椎圖

練《易筋經》不當致腰背痛惡化

回想病人的朋友教她《易筋經》，原意為紓緩痛楚，練習後竟然情況變差。我常說「身體筋腱都是互相牽引拉扯」，特別是她左腿不適及脊骨緊縮，不是靠簡單拉筋就可以紓緩，不當的方法反而會使受損的地方更加拉緊，甚至失去平衡。

網上搜尋教人拉筋的範本，推手向上的姿勢大致有兩種，第一種是雙手盡力向上推，手肘伸直，手心向天，手腕盡曲（圖

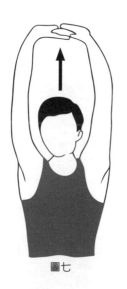 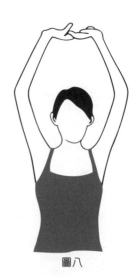

圖七　　　　　　　　　　　　　　　　圖八

七）；另一種是手肘關節順勢彎曲，不需要用盡力上托到至高之處
（圖八）。多數人以為盡伸達至有輕微拉扯痛感就是好，不知道第
二種順勢彎曲一樣達到鬆筋的效果。第一種方法，被拉的筋腱的
確是拉鬆了，但著力的筋腱就被拉緊，其他受創地方更可能會因
為用力太猛而扭傷，難怪這名病人會在練習《易筋經》後情況更
差。

用對姿勢，行樓梯不傷膝蓋

　　坊間傳言很多時都過於武斷，比如說上下樓梯很容易令膝蓋
受傷。曾有名男病人來診，因咽喉癌割了右邊咽喉，舌頭出現歪
斜，經過治療後，身體各方面都有好轉，舌頭也回復正位。有一

中西醫合奏──全方位治療
中西醫角度，全方位治療

次他覆診時，表示最近每於行山後膝頭腫脹痛，休息一段時間才能恢復。我見治療效果明明不錯，但他多次行山後卻引起不適，於是我教他行樓梯的正確姿勢，如何端正膝頭及身體的動作，然後著他午飯後行上四至六層樓梯，再行落一層乘坐升降機離去。經訓練後，他行山再沒有出現膝頭腫脹痛楚。這個行樓梯訓練膝蓋的方法，我也教過其他病人，助他們脫離膝頭腫痛的困擾。反思常常聽見上落樓梯會傷膝蓋這謬誤，就是因為姿勢不正確而引起。

由此可見，同一個動作都有正反兩方面的影響，可好可壞。只要把姿勢矯正，小心行使就可避免傷患。有病時不能盲目跟從坊間流傳的方法，需要了解基本問題，再配合自己身體的實際狀況，才能達至理想效果。

簡易被窩鬆筋健體法

冬天，很多人都會手腳僵硬。特別是一早起床時，常常聽見很多自稱有風濕的人，因天氣轉變而出現筋腱肌肉不適。至於那些真正有類風濕的病人，早上更是出現筋腱僵硬。類風濕性關節炎，按中醫說是痹症，病因以風、寒、濕三種病理變化引起。

扶正筋腱肌肉好時機

暫且不談類風濕和普通人所說的風濕有何分別。常常看見大多數人，因冬天來臨而變得手腳不靈，長者更是如此，所以這時候長者較容易跌倒，甚至跌斷髖骨。難怪中國人說「冬天好眠」，使人賴床。

我不喜歡賴床，但當有病人說筋腱肌肉不舒服、有痛症的時候，我有時會教他們早上起床時將筋腱肌肉拉開至平直。原因是當睡眠充足而未離床之際，筋腱肌肉還在鬆弛狀態，受拉力最高，所以這時是把它們扶正的最好時機。最簡單的方法，就是在床上用手替另一隻手拉直手指，要有更好效果，就要先扭動手臂向內轉，讓肩膊向外翻，疏鬆手臂以讓手指可以拉得更鬆直，而

背部要保持睡得平正。如果屬偏寒體質，可以試試在被窩裏面呼吸，吸入被窩裏和暖的空氣，這樣更能讓兩隻手臂放鬆。這時雖然雙眼仍保持閉合，但實際上已在積極活動，令身體於飽睡鬆弛的狀態下快速復正。這方法看似簡單，但對一些人非常管用。

充足睡眠令肌與筋得到鬆弛

普通人有所謂的拉筋，西醫對這方面不太注重，物理治療師則開始有這方面的教導。其實，中國古時已有導引之法，華佗亦有五禽戲方式幫助身體保持靈活度。現代人只談氣功，使西醫不著邊際。其實氣功分為靜功和動功，即是說，若不著重身體裏面的運作動態，單用拉筋仍不及全面。以上所介紹的，不是簡單的拉筋法，而是借助身體運作動態的原則紓展筋骨。

中醫謂睡時「人臥血歸於肝」，然後再運行於其他臟腑經絡。換言之，整個身體在睡眠時養肺腑的運行，都是由肝開始帶動全身，而在休眠的末段時間仍需充足肝血。所謂肝主筋，睡眠七小時後才開始養筋，可使筋腱肌肉慢慢鬆弛。若想肌與筋得到充分的鬆弛，則每天至少要睡八個半小時。

現代人多數睡眠不足，或夏天處於空調中受寒氣侵體，以致筋腱偏緊。以上方法就是借力把筋腱肌肉鬆弛扶正，再藉暖和身體使其開展。此活動好比氣功之法，當然起床後加添運動更好，很多接受建議的病人都覺得有幫助。

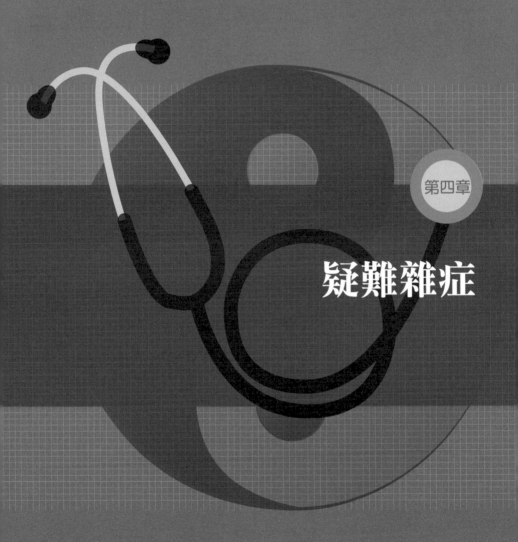

疑難雜症

周身唔舒服

很多讀者也有經驗，有時身體不適去看醫生，總是找不到原因，例如全身肌肉痛、胃痛、腸胃不適、胸口不舒服、心跳快、手腳麻痹等。然而，反覆求診，醫生都只是開止痛藥和建議「放鬆啲啦」等。無奈的是，病人的痛苦是真實的，而此類病人在社會上亦普遍得很。究竟應該如何解決？

「唔知點解」的身心症

在西醫的角度，這類病人可被診斷為 medically unexplained symptoms（MUS），即是「以醫學難以解釋的症狀」，簡單來說就是「唔知點解」。傳統西方醫學是以找到病因和有實在病理（pathology）來把疾病分類，例如胃痛找到胃潰瘍、肚痛找到盲腸發炎、心口痛找到心血管阻塞等。這些都是有實在證據的疾病，死後解剖亦可見到相關病理。可是如上述的病徵，很多都無法找到實在肉眼能見的病理，所以這種功能性的病變很多時被歸納為「身心症」（somatization disorder），即是因心理因素而產生的疾病。

肌筋膜繃緊引致肩頸膊痛

常見的「身心症」，包括各種無法找到病因的痛症。有一次，筆者一個醫生同事患了頸痛和頭痛幾日，甚是痛苦，大大影響工作。在他看來是睡覺時弄傷的。筆者見他狀甚痛苦，便為他檢查一下頸部，發覺他的頸部活動範圍減少，肌肉緊張，頸部小關節錯位（此乃中醫講法），便用了幾下推拿和正骨手法為他復位。「格格」兩聲，頓時頸痛頭痛消失，他甚感神奇。後來給他解釋此乃長期低頭打機或用手提電話等引起，只要平日多做放鬆和伸展運動即可預防。

現代醫學來看，即使頸部 X 光亦很難察覺這些細微變化。這類辦公室常見的肩頸膊痛，很多是因為肌筋膜緊張（myofascial pain）引起。肌筋膜是指肌肉周圍一群緊繃的纖維，過度緊張會引起肌肉痠軟疼痛。現在有研究指中醫所講的經絡和經筋與肌筋膜有很大關係。另有一種病叫纖維肌痛（fibromyalgia），病徵是長期周身肌肉痛，病因是全身肌筋膜過緊所致，故中醫診治此病會用針灸和舒筋活絡的中藥，也好像暗合現代醫學的機理。（同事治療後一日閱報得知，一個青年因長期打機致嚴重頸痛，屢次求醫未果，在家中上吊身亡。可見這種看似小病的頸痛為病人帶來的痛苦不可輕視！）

腸易激綜合症

此外很多腸胃病在現代醫學中都找不到原因。以胃痛為例，如在胃鏡找到胃潰瘍或幽門螺旋桿菌，感染者經治療後大部分可

痊癒。可惜很多胃痛病人在胃鏡下找不到什麼原因，或只是看到胃炎（胃炎病者可痛可不痛，很多沒有症狀）。西醫治療主要用抗酸藥。在中醫看來，這類病人大多因兩種原因引起，一是胃寒，二是肝氣盛。胃寒主要是因為長期進食生冷食物，如雪糕、冷飲等，特徵是吃生冷食物後胃痛會明顯加劇。肝氣盛者即平日易激氣、情緒緊張之人，多在壓力大或發怒後加劇胃痛。中醫常用針灸和祛寒行氣的中藥治療，當然飲食調節、情緒和心靈健康才是最為重要。

另一方面，腸易激綜合症（irritable bowel syndrome）近來在香港愈來愈得到重視。腸易激綜合症簡單來說即是腸胃不適。症狀有便秘、肚瀉、肚脹、肚痛、消化不良等。一般西醫在排除其他實質病理後，會給病者下此診斷。現代醫學對其成因沒有確切的答案，但知道心理因素有一定影響，治療主要是以紓緩症狀為主。治療腸胃不適是中醫的一大強項，找中醫求診的人當中，腸胃病佔了一大部分。調理腸胃的中藥方法亦多得很，可參考第三章有關腸胃的幾篇文章。

以上所舉的例子只是少數，很多找中醫「調理身體」的病人中其實是想醫治這類 medically unexplained symptoms，簡言之就是「周身唔舒服」！中西醫各有所長，治療上若能相互配合，得益不少。

點解瞓極都咁劫？（上）

這是很多病人或無病的人常問的問題。香港人差不多個個都睡眠不足，究竟怎樣才可以每晚睡得甘甜，每個早上活力充沛地起床呢？

荷爾蒙分泌順時而作

要回答此問題，先要明白為何人要睡覺。在西醫來說，現在我們知道人體的生理週期，例如荷爾蒙的分泌是順時而作，小朋友的生長荷爾蒙，是在睡覺時達到高峰。皮質醇（cortisol）荷爾蒙在清晨時分最高，以準備人起床後面對生活的各種壓力。而血壓和心血管變化亦與睡眠週期相關。夜間時皮質醇的水平下降，此時另一種荷爾蒙褪黑激素（melatonin）隨之增加，這種荷爾蒙增加時，身體就慢慢進入睡眠的狀態。兩種荷爾蒙的交替升降，就像中醫所說一陰一陽升降浮沉。此外，腦袋也是在睡覺時重組記憶。故經常夜間工作，荷爾蒙週期會混亂，記憶力差。睡覺不單是讓身體肌肉得以放鬆，其實是令身體進入另一狀態，以保持身體功能正常運作。正如以前有一研究發現，睡覺時增加褪黑激素有可能減少男性前列腺癌的發生風險。

睡眠為「休」也為「息」

中醫方面，認為人之所以會睡眠，是因為陰陽交接的週期。當人活動時，陽氣向外發散，於是人就感到精神有力（陽主動）；相反當人需要睡覺休息時，陽氣向內收斂，即是陰的狀態（陰主靜），故人便感睡意，需要休息了。簡單的說，中醫對睡眠的理解是「從陽入陰」。從此可見，日間有太陽，天地陽氣盛之時，人的陽氣與之相應而盛，故人感精神出外活動及工作。日落西山，天地陽氣開始衰減，人陽氣亦隨之衰減，故人在黃昏始感疲倦，要回家休息。夜間天地陽氣收藏，即陰氣盛，人之陰氣亦盛。這亦可談到為什麼漢字要用「休息」這詞語。「休」本身已有睡覺之意，為什麼要用「息」呢？「息」即「利息」的「息」，有增加的意思。人體是為了「息」。「息」是什麼？增加陽氣是也。這正是中醫學所說「天人相應」。從進化學角度看，日出而作，日入而息是有進化優勢的。在這不詳談。有興趣的讀者可參看廣西劉力紅教授的《思考中醫》一書。

拉筋二十分鐘有助提高睡眠質素

讀者看到這裏不禁問，為何「瞓極都咁劫」，每天都帶著疲累的身軀？

在中醫來說，其中一大理由，亦是常常被忽略的理由——肌肉緊。十二經脈和奇經八脈都循行在皮肉之間。要睡得好，氣在經脈中運行必須暢順，陰陽氣能交接。香港上班一族大多少運動，每日坐在辦公室中，又常吹冷氣，各種肌肉（特別是肩頸的

肌肉）硬過木頭，經脈的氣運行不順，是無可能睡得好的。在這裏一提，曾經聽一哈佛學者講書，他認為中醫所講的經脈，其實是指皮膚和肌肉之間的那層肌筋膜（myofascia）。他發現原來肌筋膜有點像神經線一樣，有一定的傳電功能。

這可解釋為何做 spa 後睡得很甜很爽，因為肌肉放鬆了，經脈運行無阻。除了做 spa 外，游水、跑步、做瑜伽、打太極等都可達到相同效果。有病人問，步行兩個地鐵站的距離可否當做運動？其實運動時，心情都要放鬆，肌肉才會鬆弛。所以習太極和瑜伽，講求身心合一，心無雜念。每天步行兩個地鐵站的距離，急促非常，看著手錶害怕遲到，肌肉比平時還緊，所以事與願違。真正的運動心情是放鬆，心是享受。另外，吃熱氣食物如重味精，肌肉亦會收緊，會阻礙睡眠質素。

若然沒時間做運動，每晚可花二十分鐘拉筋，使肌肉放鬆，特別是肩頸和後背。睡覺的質素會出奇的提高。讀者不信可今晚一試。至於每組肌肉如何拉，可請教自己的中醫師或物理治療師。

點解瞓極都咁边?(下)

上一篇提到,「瞓極都咁边」的第一常見原因是肌肉緊。這是最常被忽略的。

一般成年人的睡眠時間大約七至八小時。雖然睡眠的時間較少,身體一樣能夠正常運作,可是長期會慢慢損耗身體。香港人很羨慕一些事業上的「強人」每晚只是睡四至五小時,第二天可工作一整天卻不覺得勞累。當然有部分人是天生異稟,在中醫來說即是腎氣較強,有較大的儲備。但是大部分人都沒有這種能耐。

睡眠令腦部和肌肉好好休息

現今有研究顯示一般要回復身體功能,每晚要睡八小時或以上。小孩睡覺時間會因年紀小而增多。所以剛出世的嬰兒需要很大量的睡眠時間。今日在香港很多「怪獸家長」把小孩每天的睡眠時間都用來做功課或參加各種課外活動,長遠來說對小孩的身體健康會有很大傷害。只有充足睡眠才可令腦部得到休息,第二天精神爽利。

此外，足夠的睡眠會減少肌肉張力，令日間用力過度的肌肉得以放鬆，翌日起床才不會「周身骨痛」。所以長期睡眠不足的人，膊頭的肌肉也顯得非常緊。隨肌肉緊張而引發的頭痛及壓力等感覺也會隨之而來。工作效率也會減慢，從而造成睡眠不足的惡性循環。

晚上十一時前就寢最佳

「瞓極都咁劫」的第二常見原因是太夜睡。除了睡眠時間的長短，何時入睡、何時起床亦是一大學問。根據中醫理論，子時和丑時是肝膽經流注的時間，即經脈氣血流向肝膽經，因此晚上十一時至凌晨三時是養肝血的好時機，最好的休息時間是在晚上十一時之前入睡。

在中醫的角度，陽生陰長陽殺陰藏，即是在日光的時候要外出工作活動吸收陽光，在入夜後人要休息。這是順應天時的養生方法。古代中國以農立國，農民日出而作、日入而息的生活方式符合中醫的養生方法。但是現代香港人很多在日間困在室內，沒有外出吸收陽光，運動量不足，而且在十一時後才睡，這完全和中醫所提倡的相反。

愈夜愈精神其實是陰陽不調

對中醫來說，早睡眠是養生第一大法。中醫認為人睡眠和肝血互相影響（這是中醫所指的肝，和西醫所指的肝不盡相同，但不少香港西醫亦接受了此說法），入睡時血走向肝臟助養肝血，若

第四章 疑難雜症

在合時的時段（晚上十一時至凌晨三時）睡眠，肝養血的效率會大大增加。肝血充足的人，面色會紅潤有光澤，面圓而有肉，即似一般人所說的「富貴相」。

相反，肝血不足的人面色發青（五行肝為青色），無光澤，嚴重者面瘦削如柴。所以經常夜間工作、返夜班日夜顛倒、夜睡的人都會呈這種面色。長期捱夜引起陰虛造成各樣的問題。陰虛的害處如眼乾皮膚乾燥、指甲暗黑等，慢慢地眼眶亦會變凹，嚴重者給人一種似「人乾」的樣貌。

長期日夜顛倒的人，會感覺愈夜愈精神。這是因為身體的節律混亂，陰陽不調，肝血不足所以難以入睡。反過來說，肝血充足者，則睡眠質素更好，更易入睡，醒後更精神，較少發噩夢。所以夜睡是一個惡性循環，愈夜睡愈少肝血，愈少肝血愈難入睡，醒後更疲憊。

改善睡眠質素的方法

要打破此惡性循環，起初要強制自己十一時前睡覺。即使是睡不著，也要躺在床上，什麼也不要做，讓腦袋靜下來，即使是等一兩個小時，甚至更長時間，都不可離開床，總之到早上適當時候就起床。經過一兩星期，自然慢慢可以早入睡。這亦是治療失眠的方法。

有看中醫經驗的病人，都會聽說中醫們教大家睡前喝大棗和龍眼肉水以幫助睡眠。這當中道理其實是透過外來的藥物增加肝血，以改善睡眠質素。但不是每個人都適合，因龍眼肉是熱性

中藥，對熱氣病人無益。另外，容易緊張和憂慮的人，即中醫所說的肝氣鬱結者，可服用中成藥逍遙散。筆者讀醫時一次考試前夕，因太緊張而無法入睡，便到一間可信度高的中成藥店買此顆粒沖劑，但他們把此方歸類為「婦女調經配方」（因此藥亦可用作調理月經），引來店員隱隱作笑，男讀者買此中成藥前要有心理準備。

服用中藥提升睡眠質素前，最好先請教中醫師。

疲勞可能是問題

疲勞多為軀體性症狀，雖有怠倦疲勞的表現，但多見於其他病証之中。由於其他文章都會常提及，所以在此先向大家簡述一次其意義。

疲勞大概是指體力被消耗，而所謂消耗，是因超出儲備，才引致疲憊。疲勞可分為生理性疲勞和病理性疲勞。常見的生理性疲勞有體力疲勞、腦力疲勞及心理（精神）疲勞。

生理性疲勞

生理性疲勞有明確的起因，例如繁重或長時間的體力活動後會出現；腦力疲勞則在持續較久或強度過大的腦力勞動過程中產生；心理（精神）疲勞是由長期的精神緊張壓力、反覆的心理刺激及惡劣情緒影響逐漸形成的。

（一）體力疲勞：人在進行重體力勞動、大運動量鍛煉時，肌肉過度緊張，機體能量消耗過多，身體就會產生疲勞感。其表現為全身或局部痠、軟、痛、疲乏無力和力不從心等。

當肌肉疲勞時，肌肉的生理反應會改變，例如變得軟弱和減慢，以便更有效地使用細胞內的三磷酸腺苷（adenosine triphosphate，簡稱 ATP）去維持張力。

（二）腦力疲勞：長時間工作、過多的腦力勞動，會使血液的葡萄糖及多種氨基酸等消耗量過大而出現供應不足的情況，腦細胞興奮與抑制失去平衡，產生疲勞感。其表現為頭昏、目眩、頭痛、記憶力下降、思維注意力不集中等。

（三）心理（精神）疲勞：雖然本質上屬於腦力疲勞，但它有較濃厚的精神因素和感情色彩。當壓抑的感情衝突未能平息時，就會在肉體上出現疲勞症狀，或因受強烈持久的精神因素刺激而引起心理上的不平、變態，而誘發心理疲勞。

病理性疲勞

病理性疲勞很不同，即使微量運動也會出現疲勞的現象。一般情況下，病理性疲勞沒有明確的引發因素，普遍需要通過全面的檢查才能找出誘因。產生疲勞的原因大概歸納如下：

（一）疾病，如貧血、甲狀腺功能不足、糖尿病、一些慢性病等。

（二）中樞神經問題，如精神緊張、抑鬱、憂慮等造成的心理負擔，令身體承受持續運動的耐力降低。

（三）藥物或毒素。

（四）食慾不振、營養不足或睡眠不安消耗體內精力。

（五）視力問題。

然而，亦有很多情況是無法找到原因，有人稱之為「原因不明的疲勞」，嚴重者會突然感到衰老、力不從心、肩部和頸部發麻，或經常頭痛和胸悶。

慢性疲勞綜合症於一九九八年由美國疾病控制中心正式命名，特徵為持續半年以上的極度疲勞，臥床休息也沒有明顯緩解。慢性疲勞綜合症屬中醫「虛勞」、「脾胃內傷」和「百合病」等，亦算入「鬱證」及「痺症」等範疇。中醫在這方面更勝一籌，可診斷其病位涉及五臟，尤以肝、脾、腎為主。中醫認為肝主疏泄，與情緒調節有關；脾主肌肉，與肌肉關節疼痛有關；腎氣不足則缺乏支持力。基本病機為臟腑虧虛，氣血陰陽失調，氣虛血瘀。治療臟腑氣血可以補氣行氣、活血化瘀。推拿有助疏通經脈，但亦需注意矯正視力問題、失眠及偏差情緒。

人經過休息本來就可回復體力，但慢性疲勞因透支加上不良體質，因此無法恢復。長時間熬夜、過度使用電腦和玩電玩都會增加消耗和勞損，嚴重者甚至會導致神經衰弱和腦功能紊亂。麻煩之處是眼睛會使勞累的身體打起精神，令人不覺累，於是今天的疲勞積累到明天，所以就算休息後也沒有明顯好轉。

何為虛勞？

　　不少香港人積勞成疾。在中醫角度看，很多慢性病是身體長期勞損所致。所謂「虛勞」或「虛損」，其實是指身體虛弱程度重，長期累積成損耗性狀態。例如現今所見的糖尿病、高血壓或各種關節退化等，在西醫看來是獨立病症；中醫則著重整體調理去回復身體本來狀態，減慢衰老，甚至達到「回春」效果。

「體勞」和「心勞」

　　舉例說，膝關節退化，在中老年人身上甚為普遍。西醫治療，會先斷定膝關節炎的嚴重程度，再決定治療目標。病況輕微會用止痛藥或物理治療，幫助止痛和回復膝關節功能；中度嚴重的可以注射關節骨膠原、止痛劑、類固醇；嚴重至出現關節變形，可能要以更換膝關節手術治療。

　　中醫著重整體調理，透過觀察病人整體身體狀況和其他兼有疾病來治療。同樣是退化性關節炎，中醫會有不同的診斷，可能是濕熱下注、痰濕阻滯或肝腎兩虛等。這亦是中西醫診斷的不同。故有病人找中醫治膝關節退化，服食中藥後發覺連同其他身

體疾病亦一一改善，這是因為整體功能改善致疾病消退。

以上所說的勞損是「體勞」，常見於體力勞動較多的人。但臨床所見更多是「心勞」，即是精神壓力。中醫所謂「思則氣結，悲則氣消」，經常思考問題（包含各種生活問題）而找不到答案或解決方法，會出現氣行不順，再而傷脾胃，引致吸收營養不足。中醫臨床所見，思想負擔重的人，很多都出現腸胃不適和營養不良（但不代表這些人一定身體瘦削）。此外，多愁善感、思想負面、容易悲傷欲哭的人，會損傷肺氣，容易患上哮喘等肺病。中醫古籍記載這種病人通常身形瘦削單薄，面色較白，故稱為書生相。

積勞成疾易生肺病

中國俗語「孱弱書生」並非沒道理。古人寒窗苦讀十年只求上京考狀元，但成功者甚少；讀書人亦明白，但很多人非常固執，認為成功別無他徑，所以心理負擔極重，積勞成疾，肺氣受損。古時這些人最易患上肺癆。當然現代醫學知道肺癆是由肺癆菌所引起，但肺癆這病名起得很好，認為勞損太甚的病人才會得肺癆，肺癆就是「勞傷於肺」。就像古代書生讀書讀到咳血，可能不少都患了肺癆。其實在中醫看來，現代香港不難找到積勞成疾的人。

當然肺癆只是肺病的其中一種。二〇一五年香港註冊中醫學會的年會中，有中醫學者提出，現在愈來愈多非吸煙病人患上肺癌，病因可能和上述有所類同。（現代醫學仍未能找出為何這種肺癌逐漸增加，有論者提出和空氣污染或輻射有關。）

在西醫角度看，精神壓力引起癌症簡直是匪夷所思。但現在有科學證據證實，心理狀態和精神活動會影響身體的免疫力，而免疫力低下亦是致癌其中一個原因。詳細機理有待進一步研究。

由上觀之，要治療這種心勞，需要以中藥和調理情緒兩方面共同治療。

五勞七傷

常聽人說五勞七傷，究竟所指是什麼？

執筆之時正值香港掛了一整天八號風球。打風落雨最考驗樓宇質素，現在很多所謂豪宅新樓，打風時亦會有窗邊滲水或漏水等問題；相反一些二、三十年樓齡的樓宇，依然保持高質素，不見有滲漏問題，即使十號風球亦能安坐家中。為何分別這麼大？原因之一是物業管理和保養的高低。身體調理和物業保養道理相同，即使年齡相同，外表年輕與否和身體健康的程度可以有很大分別，這也是保養身體高低之別。

中醫有一個概念叫「五勞」。五勞者，《黃帝內經》說：「久視傷血，久臥傷氣，久坐傷肉，久立傷骨，久行傷筋。」

五勞之「久視傷血」

久視傷血，指長期用眼過度會傷血。中醫學說中，肝臟是儲存血液的地方，而肝開竅於目，即肝臟支配著眼部。古人發現經常讀書之人損傷肝血，肝血不足者面色青灰，雙眼無神，面形瘦削，而且失眠多夢。現在我們經常使用電腦和智能電話，眼睛長

時間集中用力，比看書本更為傷眼。故很多從事資訊科技的人都有肝血不足的情況。如果再加上經常熬夜，會雪上加霜。

五勞之「久臥傷氣」

久臥傷氣，經常臥床的病人會氣不足，即氣虛。病人有氣無力，聲音低沉，氣喘。中醫說肺主氣，久臥傷氣，傷的主要是肺氣。這裏說久臥不是睡眠時間太長，而是因疾病長期住院臥床。現代醫學主張不需要臥床的病人應盡快回復活動能力，落床走動，因為長期臥床缺少運動，肌肉很快會萎縮，不少病人住院一段時間就不能站立或行路，身體變差。

此外，長期臥床亦較容易得到肺炎。現在醫生都主張病人盡快出院，正暗合中醫的道理。但現實情況是不少病人家屬因為各種照顧困難（例如需要返工或「土地問題」等），希望病人能夠長期住院，省卻麻煩，但這對病人康復不一定是最好。

五勞之「久坐傷肉」、「久立傷骨」、「久行傷筋」

「久坐傷肉，久立傷骨，久行傷筋」三者可以一同解釋。經常坐著不做運動，肌肉就會鬆弛。現實中不少在辦公室工作的人缺乏身體鍛煉，肌肉不發達對身體有很壞的影響。經常站立的人會損傷骨頭，引起各種骨痛，嚴重可引起關節變形，勞動工種病人較為多見。過度行走或過度運動會造成韌帶或肌腱損傷。這些道理顯而易見。總的來說，中醫主張是勞逸結合，適當休息和適當鍛煉同樣重要。

七傷之一「大飽傷脾」

除了五勞，還有七傷。七傷，據《諸病源候論》所說：「一曰大飽傷脾；二曰大怒氣逆傷肝；三曰強力舉重，久坐濕地傷腎；四曰形寒，寒飲傷肺；五曰憂愁思慮傷心；六曰風雨寒暑傷形；七曰大恐懼不節傷志。」

當中想特別一提，不少香港人是因為食得太飽而損傷腸胃，例如吃自助餐、打邊爐、旅行中大吃大喝，或大量進食甜品。徵狀輕則肚脹肚痛，嚴重的會嘔吐肚瀉。中醫稱這類病人為食積（或食滯）。臨床上見不少人食積食滯，引起營養不良氣血不足。治療這類病症首先要調理腸胃，但很多人卻大量買補品進食，如黨參、北芪、當歸、燕窩，甚至冬蟲夏草。然而，無論進食多少補品補藥，身體根本不能吸收，反而加重腸胃負擔，令病情惡化，即俗稱虛不受補。

勞逸結合，平衡飲食

要避免虛勞，就要避開五勞七傷的致病原因，做到勞逸結合，飲食平衡，情志平和。但香港人工時長列為世界第一，相信沒多少人能夠做到。近日閱報得知有一壯年創投企業家因工作過勞致心臟病發而死，日本政府公布每年有不少日本人因過勞而死，可見要平衡追求財富和健康，兩者兼得，是一個很高深的學問。

中耳炎需分緩急

有一位中醫教授，聞說是來自北方中醫世家，醫術了得，側聞這中醫師教學生時自稱可以治癒中耳炎。

中耳炎的形式

的確，以中醫藥治癒中耳炎是有效的。中耳與外耳道之間由一片耳膜密封，將兩者隔開。當患上中耳炎時，必須檢視耳膜的情況，中耳正常的時候，耳膜呈透明狀；中耳在發炎時，耳膜便由透明轉至暗啞色，甚至黃色並隆起，代表鼓室有液體甚至發炎。中耳這個鼓室經由耳咽管與鼻腔連接，使空氣在耳咽管流通而可讓中耳通氣，但當這條管道出現腫脹或有分泌物阻塞時，中耳鼓室便會因此被封閉起來，在鼓室內積存的液體成為停留不能流走的「死水」，容易引起發炎。

縱使未曾出現炎症，積聚的液體亦會因為積存過久而變得黏稠，更加難於流走及消除。開始時，連接中耳與鼻腔的耳咽管會因為鼻腔的反應或發炎而受到影響。鼻腔反應就如我們常說的鼻敏感。空氣溫度變得寒冷、涼風吹襲引起反應，或是上呼吸道發

炎均會影響耳咽管，繼而使中耳產生毛病。

急性和慢性的不同治療

中醫無論對於化解黏稠液體，或是治理鼻腔反應，又或減少分泌及減輕腫脹均有很多方法，所以說中醫治療中耳炎並不困難。

雖然中藥對慢性中耳炎是好的選擇，但中醫藥效則未必趕得及治療急性中耳炎。因為急性中耳炎的病勢不同，當中耳內的液體在短時間內突然大量增加，而耳咽管既已閉封，無處疏導，大量積聚的液體被困在鼓室內形成壓力，再積壓液體便會穿破薄弱的耳膜向外耳道流出。由於急性中耳炎是在短時間內發生的，中藥的藥效未必能在短時間及時發揮出來，這時西藥抗生素直接殺菌，或與抗組織胺同用可減低腫脹，避免併發症的產生。因此，中醫師必須全面掌握急性中耳炎的認識，而不能武斷地說中醫能簡單有效地治療中耳炎。

中醫西醫療法各有長處及短處，最重要是明白病情的緩急變化，並了解各方不足的地方，取長補短，才可把握在哪個時段的病情用哪種醫療策略，給予患者最有效和適當的治療。

中西醫看水腫（上）

　　有個年輕朋友，身體健康沒有什麼大病，但近年雙腳總是反覆水腫，找不到原因。醫生斷定為特發性水腫（idiopathic edema），即找不到特別原因引起的水腫，用了各種方法亦不能緩解。

　　水腫不是病，是一種徵狀。心臟衰竭或腎病病人都會有水腫。不同的病引起的水腫表現都不同，或頭面首先水腫，或雙腳首先水腫。另外，亦有病人因為淋巴受阻而水腫，可見於淋巴切割手術或乳癌病人電療後遺症。亦有不少在西醫角度看來健康的人無故水腫，或長期站立後雙腳輕微水腫，情況普遍。

身體的水液循環不通暢

　　要明白水腫，先要了解身體的水液循環。從西醫理論看，身體各處都有血液流通。心臟搏動透過大小動脈，將血液運輸到細胞中。養分和水液會從微細血管流出，慢慢滲透到細胞組織外圍。細胞浸淫在這些液體中吸收養分，正如一棵植物要透過泥土中水分支撐生存。

這些細胞外的水液，除了供給養分，亦把細胞新陳代謝的廢物帶走，這些液體重新回到細微血管，經過靜脈回流心臟循環，周而復始。

簡單比喻，就如家中的自來水系統。供水相當於人體動脈，當中有水壓，若沒有水壓，就供應不了自來水。水壓和血壓道理一樣，沒有血壓，身體亦不能供血。高血壓是常見病，但血壓過低亦有問題，細胞會缺乏供血能力。自來水由供水站和大廈水箱流到家中的水龍頭或花灑，作我們日常生活所用，就正如身體的微細血管。

水用過之後變成污水，必須有去水處，如洗手盆或浴缸去水位，這就如靜脈。另外，一些坐廁旁的去水口，是一個較為細小的備用去水位，就好比淋巴系統。

當供水（血）和排水（血）兩者沒有問題，循環暢通，身體才能正常工作。身體水腫就好像家中水浸一樣，不外乎幾個問題。

第一是去水位阻塞。靜脈血塊阻塞（血栓，thrombosis）會引起局部水腫，但有時靜脈沒阻塞，但靜脈壓力過大，令血液回流速度減慢，就會引起雙腳水腫。這情況常見於長者，或心臟病、糖尿病患者，嚴重可致肺部積水。情況如家中去水位，雖沒有阻塞，但去水速度非常慢，可能是下游渠道淤塞，或排水渠負荷過重，壓力過大，超過了本身的承載力。

血蛋白不足導致水腫

　　此外，血蛋白不足亦會導致水腫。原因可能是嚴重營養不良，腎臟問題引起尿液中大量流失蛋白；或是腸胃問題令到長期肚瀉，流失蛋白；或肝功能下降（例如肝硬化），無法製造足夠的蛋白。血中的蛋白有一樣特別功能，就像吸水海綿，有一種吸力（oncotic pressure）把血管外的細胞液吸回血管。假如這種回流速度減慢，就會引起局部阻塞，形成水腫。打個譬喻，就如家中企缸，去水位沒阻塞，但沖涼後去水緩慢，問題可能出於企缸斜度不足，水流向去水位的速度慢，造成水浸。

　　從上可見，身體結構和運作原理，與簡單機械和物理原理相同，並不複雜。古代視醫生為「醫工」，其實某些方面和工匠分別不大。

中西醫看水腫（下）

　　上一篇從西醫角度談引起水腫的不同原因，這一篇再從中醫角度看這問題。中醫認為，身體水腫，主要是因為脾氣和腎氣虛弱。脾氣虛弱，是指身體的消化系統功能失當。我們進食的食物和水分，都要先經消化系統吸收，然後再經腸道的血液和淋巴系統遊走全身。所謂「脾氣」就是消化能力，以及消化之後將水分血液運行全身的能力。

脾腎虛弱引發水腫

　　假如脾氣虛弱，則水分不能進入正常的管道，亦即是中醫所指遊走全身的經絡。這些失當的水分不正常積聚，就會形成水腫，而脾氣虛弱的人亦常見一些消化系統不適的徵狀，例如容易肚瀉、食少即飽等。另外，「脾主肌肉」，脾氣旺盛的人肌肉會發達；相反脾氣虛弱的人，很多時會見肌肉鬆軟，亦即俗稱的「鬆泡泡」。

　　這個情況在臨床上較為常見，主要是因為很多人飲食不節，又經常吃生冷食物。不少香港人喜歡到酒店食自助餐，又或者經

常去旅行，很多時不自覺暴飲暴食，再加上大量進食生蠔等生冷食物，脾氣損耗甚大。起初只會有食滯的跡象，久而久之可損傷脾氣，引發水腫。

此外，腎氣之強弱亦與水腫有關。中醫認為腎氣主宰人的衰老，亦控制著身體的水液排泄。隨著年歲增加，又或者身體保養不善，損傷腎氣，導致水液排泄不當，引致水腫。從西醫看來，心臟衰竭或各種腎病引起的水腫，多發生於中老年人身上，而在中醫角度，都跟身體腎氣虛弱有關。

腎氣虛弱，除了會引起水腫，亦會導致腰膝痠軟及背肌無力。走起路來身體不穩，或成寒背姿勢。有些病人未老先衰，中醫認為主要是腎氣提早衰退，很多時是由於長期睡眠不足，又或者是房事太過所引起。

亂服薏米小心損腎氣

臨床上見到的水腫大多有脾腎氣虛的徵狀。健脾益腎利水的中藥有白朮、茯苓、人參、杜仲、巴戟等，常用的利水消腫中藥有薏米、豬苓、澤瀉等。經常有病人問，雙腳有少許水腫，可否長期服用生熟薏米來治療呢？

一般市民以為薏米是一種溫和的中藥，其實不然，尤其是生薏米。薏米雖然可以利濕消腫，但中醫會用薏米排毒，來治療一些膿瘡，可見它不是溫和的中藥。長期單味服用強行排水，會損傷腎氣，所以想利用薏米或其他中藥消退水腫，最好先請教中醫師。

補品、針灸、推拿非人人適用

經絡血脈的淤塞或阻滯，亦可以引起水腫。如上一篇所講的排水渠有異物阻塞一樣，排水渠淤塞了，即使你如何增加水壓，亦即中醫的健脾益腎，水腫還是不能退，甚至可能加重。理由是阻塞了的通道，應該用通塞的方法，亦即中醫所講的「活血化瘀，利濕消腫」。較為典型的情況是一些癌症病人，本身痰濕瘀阻，但不少人聽從坊間意見，服用健脾益腎的補品藥物，結果導致愈食愈腫，而且不少補藥會產生「熱氣」，對病情毫無幫助。

此外，並非所有病人都適合用針灸或推拿的方法治療水腫，有見病人雙腳嚴重水腫，針灸後傷口難以癒合，不斷有水珠從傷口滲出，是以不能胡亂使用，必須按情況選擇。

上一篇曾提及，水腫是一種病徵而不是一種病，不少人問如何消除水腫，這並不是一個簡單的問題，最好的方法是請教醫生詳細檢視全身各種問題，以整體治療方法，辨識當中的病機來消除水腫。

蘇子謙醫生

重症肌無力用中藥醫？

讀中醫時有幸得到我的啟蒙老師指導，看到很多用中醫學治療重症肌無力的良好效果。

重症肌無力（myasthenia gravis，簡稱 MG）是什麼？一般大眾可能從未聽過。但有家人得此怪病者，心中必不能忘記其獨特的病症是下午時眼皮會慢慢無力、下垂，甚至完全合上眼而不能自控。

重症肌無力是主要累及神經一肌肉接頭處突觸（synapse，即神經元之間接觸的部位）後膜上乙醯膽鹼（acetylcholine，簡稱 ACh）受體的自身免疫性疾病。其臨床表現主要是肌肉的易疲勞性和肌無力，突出的臨床表現是活動後加重，休息後減輕，對常人來說是晨輕暮重的肌無力。發病機制主要涉及遺傳因素和免疫因素。西醫治療一般用 AChE Inhibitor（即俗稱的大力丸）和口服類固醇，或其他免疫系統藥。

脾氣虛弱四肢無力

很多人都不知道中醫對此病很有一手。中醫認為脾胃虛弱、

疑難雜症

第四章

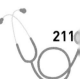

211

氣血虧虛是導致這病發生的主要原因。

換言之，即消化系統差。中醫認為脾（消化系統）控制全身肌肉，脾氣虛弱，氣血生化乏源，不能充養於四肢肌肉，所以四肢痿弱不能用，眼皮無力下垂。

中醫治療上會用大劑量的強化脾胃藥物。部分病人在接受中醫治療後，都可慢慢減少甚至停止西藥。此病不同一般的虛證，是由於氣血虧耗，導致形體與功能都受到嚴重損害。所以治療時不能貪一時之功，需要較長時間治療，只要方證相應，不要輕易改變處方。治療時間需要一至兩年，病情穩定後仍需服藥一年以上。

但腸胃消化系統和免疫性疾病有什麼關係？

腸道是重要的免疫器官

長久以來，一般人都認為腸道的主要作用就是「消化、吸收、排泄」這三種，直到這幾年，大家才發現腸道是身負重任的免疫器官。腸道雖然在體內，卻能夠直接與外界接觸，所以也是細菌和病毒最容易入侵的地方。現在「腸道免疫」已被視為人體最大的免疫系統。學者也發現身體每天都會製造八克（gram）的免疫球蛋白A（immunoglobulin A，簡稱 IgA），其中有七成是在腸道產生的。腸道是體內細菌或有害物質入侵最直接的地方，而為了要將那些有害異物隔絕在外，腸道同時充當保護身體的「先鋒」。所以腸道內聚集了許多免疫細胞，發揮著免疫、防禦的功能。此與中

醫的脾胃為後天之本、氣血生化之源有關。

筆者完成中醫學位後，曾報讀牛津大學的醫學位。面試時筆者向 Green College 的教授提出腸道免疫與中醫的關係，她為之高興，還跟筆者討論了各種免疫球蛋白的產生方法和當時最新的研究。想不到，一個面試都可變成一個學習的機會，很難得。

現時有個想法：按照中醫的理論和方法，其他肌肉和神經系統的疾病或都可從此入手。有機會必須探討一下。

西醫找不到病因的疑難雜症

八十歲蘇女士來診，過去一個月感到體內震、寒及自覺心跳，一星期約發作三次，病發時甚至臉也震及身體發冷。復發之前無徵狀。她有糖尿病、血壓高及膽固醇高，但都控制得很好，以前並沒試過出現這類徵狀。西醫做過各種檢驗，包括心臟及電腦掃描，但找不到病因。中醫也沒有發現特別痛點和問題，只是脈象偏細，舌苔微膩和舌邊暗黑。以往二十多年身體沒有什麼大問題，只是容易卷及偶爾有頭暈，有耳鳴但不是特別嚴重，背偶爾會痛，上樓梯時膝部有時也會痛，睡眠質素偏差，容易發脾氣。

徵狀不明顯，西醫束手無策

這些震動徵狀，西醫束手無策，中醫則根據多方面臨床徵狀辨證。看這病人顯證不多，說話時聲線震，又見自覺心跳，似若心血虛，但舌沒此象。以為是年老腎氣虛？病人說話中氣卻很好。又不似肝鬱，其舌只是微暗。見她眼瞼向外下墜，又有脾氣差及牙骱緊，乃斷證為肝血不足，治療以養肝血而處方溫膽湯加味。病人一星期後氣機疏暢，身和面震、心跳及耳鳴皆大大減輕，尚有輕微背痛；再一星期後病人進展更佳，聲線也不再震。

另一名五十歲女士，之前生活勞累，退休已五個月，精神肉體狀況復原頗佳。但來診那天中午坐車時，突然感到眼前影像持續向左移，停車後影像移動現象仍維持五至六分鐘。她沒頭暈頭痛，沒感冒徵狀，睡眠超過八小時，大便正常。來診血壓正常，骨頭肌肉也沒有什麼問題，眼壓正常，舌診沒特殊，脈滑。跟上文提到的蘇女士一樣，沒有什麼顯證，唯一是眼部向右望時有不規則的微震，但電腦掃描正常。

常用電腦致肌肉疲勞抽筋

這病人的病徵同樣困擾辛苦，但西醫檢驗也是沒特別之處。細問下，病人平時多用電腦，常用電腦看視頻，求診前一晚曾做眼睛十字操。以來診當日徵狀看，以往身體勞損在退休後已算復原，但一直多用眼，所以眼未能恢復，來診當日眼睛肌肉疲勞抽筋，以致徵狀發作。而上文的蘇女士也是每日玩電腦遊戲一小時以上，故相信也與肌肉疲勞抽筋有關。

找到難症病人的根源問題，是很令人興奮，也具挑戰性。常聽到病人於西醫未必得到實在診斷，於是看中醫找根源醫治，希望有好的效果。但是有些疑難雜症需用中西醫互相啟發的思維，藉著細節才可以掌握治療的方向，缺一不可。

身體感覺與病患
沒有絕對的先後關係

一名中年男士來求診，他的工作要長時間站立和走動，常常需要依賴足浴按摩來紓緩工作帶來的足痛。他年輕的時候曾去外地旅行，在一個地方不斷行走，之後返回香港才發現腳痛。即使只是步行一小段路程，腳跟已經痛到不能接受。過了一段頗長時間，足痛未有改善，最後找到一位按摩師治療了三個月，終於可以步行和回復正常工作，他以為問題已解決。過了很多年，腳又開始痛了。期間，他觀察到腳跟一處地方有一條筋腫脹起來，這次痛症，他找了一位跌打師傅看症，治療一次之後，腫塊不見了，痛也沒有了，但多走動時腳仍然會容易累，所以用足浴按摩紓緩。

累是痛的輕者，不容忽視

這病症看似簡單，我告訴他應立即多找一次那跌打醫師，既然他可以把足部筋腱移位恢復平正，一次應該還未完全康復，所以腳才容易累，累就是痛的輕者，不知痛不以為意，以為只是累。

人體的痛，上身比下身明顯，手比腳明顯。假如用刀尖刺

手，會覺得很痛，刺腳則沒有那麼快感覺到痛楚。如上述病人之前的腳跟腫及移位，最初不覺得痛，大概因為我們的腳部是用來走路的，辛苦慣了，即使感覺差了也挺得住，繼而習慣了。

身體中，感覺與病患沒有絕對的先後。就好像兒童和青年有所謂鼻敏感，很多時就是因為冷空氣引致流鼻水，但力壯偏熱的年輕人，往往手腳凍了也不知，鼻水流出來仍未覺冷，不像長者般，先感覺冷才會鼻水直流。

有些時候，身體感覺存在而不自覺，例如有些人來求診，說睡眠不足但不會覺得腳軟，那時候我便會解釋，雖然他不覺得腳軟，但當要求他跑步的時候，腳軟的感覺便會顯現出來。所以說，情況可能已存在，只是未必感覺到。在治療上，這是有意義的，幫助病人重新體會身體的感覺，避免他們不知道身體不適而作出過度工作或活動，以致不知不覺傷及身體，甚至乎意志。這是我所謂身體回氣法其中的一個特點，藉著用藥策略讓身體知道本身的需要。

寒者更寒

冬天時，為何有時室外是差不多的溫度，但室內溫度在不同日子卻感覺到有差別？甚至出現溫度低時未必冷，冷時溫度未必低的情況？簡單來說，寒流來襲前天氣溫暖，牆壁潛熱多日，後來氣溫驟降，牆壁散發熱力，因而使人不覺得冷。反之，若牆壁「冷」了幾天，即使氣溫回暖仍然會散發牆內寒氣，於是就覺得室內比室外更冷，可說是寒氣入室留下的現象。其實人的身體也是一樣，寒氣會留於身體中，所以有時即使天氣回暖起霧，有些人卻覺得天氣更冷，水也更凍。

體內潛熱量因人而異

體內潛熱量每人不同，皮膚表層禦寒，加上衣服保暖，可恆溫保暖。平時環境溫度上落不大，普通人易適應，但有些造熱本能及儲熱量不足的人，稍吹風就失熱，恆溫能力有限。氣溫急變時，有人誤覺熱而寬衣，於是著涼；有人以為冷多覆被而出汗，於是著涼。很多細節要注意。

冷的感覺，可因風或寒。風把身體外層的熱帶走，寒從皮膚

滲透內部，所以有些人怕風，有些人怕寒。雖然皮膚表層組織能適應溫度，但外層皮肉隔熱程度因人而異，而怕寒怕風多是因為身體狀況不佳而引致。

有些人不怕風不怕寒，卻常見有些人不知寒，待到流鼻水後才覺冷。很多鼻敏感的小孩，除鼻子不健康外，也常因為身體不夠強壯而反應不當。老人家更加明顯，身體穿衣暖和，但頭部因頭髮覆蓋不夠而易受風寒，甚至肌肉因寒致拘緊而頭痛。

怕寒病人睡床遠離北風牆

中國醫學的「寒」字，一字多解，有關天氣溫度的是「寒氣」，有關病因的是「寒邪」，有關身體變化的叫「著寒」，還有其他因寒而產生的病變名詞。例如中醫說的「寒咳」是形容寒証體質病人的咳嗽。

體質、環境和天氣互相影響，對一些怕寒或鼻水長流的病人，我教他們不要將睡床放在無遮擋的北風牆壁旁，並留意被鋪不要越過床邊，以免留大空隙讓寒氣侵入，因為睡覺時身體鬆懈下來，禦寒能力減低，特別容易著涼。

臨床把脈找出奇難雜症

現代中醫在研究及臨床多加以標準化，但我還是喜歡在臨床治病中掌握病機。

一名五十多歲男士因糖尿病及腎功能差來診，病人素來怕冷，糖尿方面就是打了胰島素針，血糖仍然偏高。醫治了一段時間後，開始不再怕冷，腎功能也有進步。

「膝冷」可因胃寒所致

這次來診說最近常有腳抽筋。有些病人當年歲高時腰脊可能開始彎曲，因而引起足部病患。我請身旁的物理治療科學生，檢查病人足部和背部，但找不出原因。然後，我觸摸病人膝蓋感到冰冷，膝蓋上下卻是溫暖，而病人整體也不怕冷。學生對膝蓋的溫差覺得奇怪。我指出，病人除了腳抽筋外，也表示胃口變差了，於是解釋「膝冷」，除會因腰脊問題和中醫所謂腎虛引起之外，也可以因為胃寒而致。學生用手觸摸病人肚皮四周，感覺到病人胃部位置特別寒冷，肚皮其他部位就沒有問題，實證了這種看法。我在中藥方中特別加入乾薑、肉桂和枳實等，十日後病人再來診時，抽筋、胃口差和膝冷的問題都改善了。

把脈診察出頸部毛病

　　同日，另一名男士來診，他已經持續來診數年，現在約三星期覆診一次，主要是調理身體不足，所以處理比較簡單。這次來診剛好有同學旁聽，就叫她嘗試幫病人把脈，她把脈後說了某一個脈象，我搖搖頭，說這是一個平脈（平脈者，平人不病之脈也；意思就是平常的脈，也就是健康正常人的脈）。同學表示平脈很少見，我素來都覺得這位同學聰慧，更欣賞她知道平脈不常見，的確平脈本是常脈，奈何來者多是病人。病人右脈是平脈，左脈微弦，相信主要是他這段時間跟貼醫療方案，睡得好、睡得夠、戒口戒得足等。當然他仍要工作，所以左脈微弦表示工作緊張，但是身體整體上變好了，所以出現平脈。

　　為了使那同學對脈診更了解，我亦藉機解釋，除了把脈時脈象的重要性，為了診斷臟腑寒熱虛實的脈象來取脈形外，還有其他脈法。跟著我再幫病人把脈，然後說出病人頸部有毛病（病人平時來診沒有這問題，這次來也沒有說有這病徵）。之後我按摸病人後頸時，他會喊聲作痛，按其他地方就沒有任何痛感，也印證了那脈法的可靠性。

　　總之，診斷有很多的形式，單單把脈也能把出可靠的診斷，使得中醫有很多妙趣之處作為醫療新知識。

病人左右不對稱

六十三歲女病人求診，主要想調理身體，細問下病情複雜：四歲時曾跌倒，不以為意；三十二歲再次滑倒，照X光時才知四歲時髖骨受傷，回想起背脊痛超過十八年。

左邊痛緣於右邊萎縮

她腸胃、經期正常，五十三歲才收經。但最近十年，每天有輕微頭痛、怕冷和疲倦，她只當作是小毛病；近一年開始容易小便失禁，運動氣量差了，左右膝蓋痛，最近連手指也有不妥，兩手第五指前端彎曲，右手更甚，還有舌頭前端右邊縮了。

她問是否氣虛血虛所致，我說不是這樣簡單，因為她舌頭右縮、右邊手指特別彎，右髖骨也有問題，全部都是右邊，顯然是右邊身體出問題。她質疑真確否，因為自覺左邊痛感較大。我再指出她右眼比較凹陷，這時病人才說注意到右臉比較扁下，更說出脊骨X光顯示右邊的病變較明顯。我解釋，正因為右邊身體萎縮，使她多用左邊支撐，以致左邊多痛一點。

左右脈有異顯示右邊有阻塞

另一個病人的診斷亦引起學生們興趣。他兩年前來診,當時因為多年鼻水問題,還有疲累、腳冷、鼻鼾。醫治一段時間後,這兩年身體也算不錯。今次來診,是因為近三個月來右手不時變紫,每月有兩至三次,持續數小時,沒痛沒癢,任何時間也會發生,不關乎早晚,也不覺身體有其他問題。醫院裏血液檢查、心臟電腦掃描、血管超聲波都做過,找不出原因。最近一星期情況加劇,變紫的手感到麻痹,而左手一直沒有問題,他平時亦是用左手為主,也沒有骨痛。整體來說,他仍然怕冷有鼻水,但因常常跑步而改善不少,睡眠六至七小時,精神不錯。

我檢查過後,就讓學生看病。首先是接受過物理治療訓練的學生,他按壓檢查肩膊及手部的活動情況及找壓痛點,檢查後報告沒有問題。於是請病人抬高右手至肩位並給他把脈,然後叫病人深呼吸忍著一口氣,數一至十再放下,學生已經捉著病情;再叫另一個從醫學生作同樣檢查,診斷是胸廓出口症候群,因為脈搏數到五之時已減弱。左邊同樣檢查而沒有異樣。

其實病人脈象早已顯示端倪,左右脈都細弦滑澀,但右脈尺部關部弦澀,而左脈主要有滑象,只有尺部弦而微澀,可見右邊有阻塞。病人追問為何會有阻塞,之前肩背手部檢查都沒有異樣。我解釋及顯示出病人頭部 C3 椎位有壓痛,右膊傾前,全部都是右邊扭曲;為了證明這診斷確實,我叫病人脫去上衣,見他右胸凸出,皆是右邊背部向前扭曲的表現。再看看病人坐下時,左邊頸斜角肌明顯凸出,但按下則鬆軟,右邊頸斜角肌雖不明顯卻是繃緊。

做醫生多年,遇到奇難雜症看得通、醫得好時,心中喜悅。

抽絲剝繭救治「無徵無証」

　　五十五歲女士，因廿年來睡得不好而求診。最初因丈夫過世引起，詳細問診下，她過去身體好，少病，月經週期準而五十三歲才停止，健康整體上不錯，好氣好力，驗身也沒問題；只是有肌肉痛，有點胃氣，輕微便秘，多年入睡困難和眠中不安也很少用藥。

　　請她伸出舌頭，她的手不自覺提高，問她為什麼這樣緊張，亦問她自己知道否，她說朋友也注意到她的不自主動作。

望診聞診已見端倪

　　我對旁聽的幾個學生解釋，為何我說她緊張呢？怎能靠一下動作而診斷？應要多點資料才能了解病因？其實病人一開始說話時疾速不定，已經顯示端倪；再看到她不期而動和不常見的手勢，就足以顯示她處於緊張狀態。

　　再觀察病者，不瘦但手指每指深陷無肉，說明是多年勞損引起。特別問她是否只有上身肌肉痛，引申就是因精力不敷應付生活，用力推動上身應付工作，不斷用上身著力硬撐，致勞損而肌

肉痛。習慣了力挺著急，久久成態，每每不自覺在上身活動時連隨提起手，面上肌肉扭緊。

既中兼西的診斷和治療

學生又問，為何病人睡眠不好呢？這些是西醫學生，一般視病者為抑鬱引致，但他們竟然有此提問，可能是一直從旁跟診而有覺，中西結合診斷對他們有所啟示。於是我一點一點展示診斷的徵狀：先找一個懂脈診的學生說出脈證，病人脈動細微，面色、舌診只有輕度變化，這樣的無徵無證，普通醫生醫師常會診斷為抑鬱而以心理治療和用藥，中醫也會以疏解方藥治療。之後我再追究為何病者不瘦但手指深陷無肉，說明她有多年勞損才引起，愈來愈需要力挺各種事物而致身心亢奮不能安睡。最後我解釋，若然不恢復身體的精血，身體仍然處於亢奮力挺的情況，身心都無法平息。

這種診斷步驟，既中兼西。明白中西醫理，可實際使出解數診斷疾病，即使無徵無証時，亦能付之貼切治療。

中醫治情緒病由臟腑入手

　　隨著時代的進步、社會的發展，人與人，以及人與社會之間的競爭日益複雜，人們在精神上受到的壓力亦愈來愈大，加上各人體質的差異及後天不良生活方式的影響，精神情志等各方面得不到正確的疏導。精神情志上的壓抑令成人常見有半健康（或稱亞健康）狀態，如憂鬱、神經衰弱、食慾減退、便秘、腸胃病、頭痛、頸痛、腰痛、肌肉痠痛、關節痛、疲勞、失眠等。

　　精神問題，可由外在因素、內在因素及各類因素所引發（詳見右表）。外界壓力來自社會、學校、家庭。不良體質生態紊亂則來自久坐、擁擠、雜音、電視、電腦、晝夜顛倒。受壓者因為社會環境，加上心理認知及評價因素使情緒或生理反應紊亂，抗衡不力而形成巨大壓力。

　　西醫看精神病所牽涉的器官是腦部，亦重視身和心的健康相互聯繫。中醫看精神病所牽涉的是身心。西醫從腦傳導神經途徑中的靶點找藥物，平衡腦部中傳遞信息的化學物質。中醫治療精神病則是把握肉體與腦神經的互動，從臟腑著手。中醫學中臟腑的意思包括身體及至大腦，之前的文章已提及過腸胃與腦神經的關聯，這一篇亦將「心」這臟腑連結心理和生理。

外在因素	內在因素
社會環境、工作壓力、噪音。	肝陽上亢：心煩、脾氣暴躁、心急等。 肝鬱：多夢、胃脹或痛、心驚等。
工作繁忙、睡眠不足、失眠。	肝、腎虛損、腎精不固、心腎不交：失眠、多夢、尿頻、遺精、婦女帶下、月經不調等。
飲食不定時、太飽太餓、食物肥膩、多不良添加劑、厚味。	脾、腎虛：大便不調、肥胖、胃痛。
氣候的變化，如濕度、溫度、空氣污染指數。	肺氣虛、腎虛、氣滯血瘀：血壓飆升或降低、氣促、心翳、皮膚乾癢、便秘等。

中醫：心主神明，關乎情緒

問病常需要問病人有沒有心跳。有病人說沒有心跳人死了，我應該問他有否心悸！但是這名稱更難明白。平時，人一般感覺不到自己心跳，通常有感覺的是因為有病患，例如壓力、甲狀腺功能亢進、心臟病等。

簡單來說，心跳是心臟動力的表現，由運動和熱能驅動。然而壓力、恐慌、焦慮等會使腎上腺素加速分泌，出現心跳加快、心悸等，對神經也有影響。

中醫談到心臟動力代表心氣外，也說心主神明，肝司疏泄，精神思維活動由心所轄，而身之氣機疏暢則由肝所主。所以在中醫來說，憂愁、抑鬱、憤怒，思慮，以及悲傷不解、所欲不遂等劇烈精神情緒波動可致情志病，多累及於心肝兩臟。

老齡精神問題

　　老齡精神問題比年輕人的精神問題更普遍，數字大概是年輕人的兩倍。加上藥物誤用或濫用、行為問題、性格問題，老年人更易受精神問題困擾。

　　個人體質不良時，生活不能調節及適應，日積月累的紊亂，遇到困難則百上加斤，困擾難當。老年人人生歷程上的衝擊，加上退休、喪偶、疾病、家庭關係疏離、因搬遷而脫離舊生活群、經濟困難等晚年常見問題，其精神壓力之大更是無法想像。再加上生理因素，如悲觀憂心的性格，都間接和直接導致精神心理病。

　　抑鬱症病人多愁善感，可能是因為童年艱苦，自我形象低落。徵狀包括注意力不集中或思考遲鈍、容易疲勞、失意或鬱悶、自覺毫無用處、有消化障礙，甚至有輕生念頭。也會有強烈的焦慮或對身體狀況抱怨等不正常的表現。

　　老年人的抑鬱症經常被誤診、輕忽，或因身體疾病的症狀以及認知功能下降而被掩蓋。研究亦發現，老年抑鬱症加速了老年人的死亡。中醫主要以肝氣鬱結、心膽氣虛、肝鬱心虛、陰虛火旺等証分治。

　　「喜、怒、憂、思、悲、恐、驚」，中醫稱之為「七情」。《黃帝內經》中指出：「怒傷肝」、「喜傷心」、「思傷脾」、「憂傷肺」、「恐傷腎」。《靈樞‧天年》中：「六十歲，心氣始衰，苦憂悲。」中醫講的「養神」，就是精神上的調養。提倡老年人一是知足常樂，二是助人為樂，三是自得其樂。

重點是通過培養他們現有的體力和技能來恢復原來的能力。治療方案包括：個別精神療法、親友勸慰、藥物治療、技能開發、感官刺激、放鬆與鍛煉治療等。治理精神問題的藥物方面，若需要在短時間內迅速平復情緒，西藥的功效遠較中醫為優，並配合其他的心理治療。

　　中醫方面則可循養心安神法、平肝潛陽法、理氣解鬱法、滋陰降火法、溫陽興奮法、活血化瘀法等去用藥。特別要注意的是，不可隨便接受來路不明的健康食品，它們可能只有一點點療效，更甚者會令人愈來愈焦慮。

八把半鎖與供力系統

　　幾年前有個老年婦人，她的脊骨腰椎盤脫出，需要做手術。手術前為了安心，前來求診希望先調理身體，才做手術。只見她的手指全部彎曲，但無手足或關節痛處。每星期治療後手鬆開一點，六星期後手指全鬆直了，於是放心進行脊骨手術。此事我甚為詫異，今日回顧，相信當時大概是因為她身體不夠力支持，所以要徵用身體其他部分來供力，引起指曲。如果只是背部的肌肉收緊引發手指抽緊的話，椎盤脫出引致的背部肌肉緊張斷不能沒有做手術就可以鬆弛。因此，相信是每星期的治療增強了身體供力系統，才使手指鬆弛下來。

人體「八把半鎖」

　　談談供力系統。除脊骨出力之外，修讀骨傷科時，很早就談到身體的八把半鎖。這八把半鎖是人體骨骼、關節、肌肉互相緊扣的人體機能活動的重要關卡，身體要發出任何動力，開始時需要有一個基底，其上就可以把握。在上面著力之後，才可以有平衡和節律，然後藉此發出動力。

這點中醫通常不會提及，但在推拿治療，懂開關可以成為絕技。八把半鎖，包括位於頸肩交接的斜方肌處的青龍鎖（也稱為「井鎖」或肩筋）；位於腋窩處的返魂鎖（鎖中有三關鎖：有胸大肌的前總筋、中痹筋、背闊肌的後背筋，三環一環扣一環）；位於臍下商部腹直肌下段的紫金鎖（也稱吊筋）；位於大腿前部、腹股溝內側端直下三寸大筋處的白虎鎖（鎖中有前溝、中溝、後溝三關鎖，大筋縫匠肌為中鎖），以上四鎖左右各一把，共八把，加上位於前後陰之中點的總鎖（稱之為半把），統稱人體「八把半鎖」。

說回身體動力，怎樣由基底、把握、平衡、韻律、行動等來影響動作舉止呢？身體中央主幹需要接觸外界時，若然全部都是自由部分就很難有支力點，本身個體必須有固定的結構來支持個別自由的動作。在某些身體區域，需要增加自由度，定位點則愈少愈好。例如肩膀比下盤有較大自由度，定位點較少；但是在這個多元化動作的部位，亦正正需要更多的支點並聯在一起定位以穩固上肢某些多元化協力的行動。

支力點的位置可變化，兼因應著力範圍而穩固讓基底出力，成為身體一個複雜的結構。因為這些是最重要和常用的身體結構，很少會打結互相阻礙交通，所以不是極危重患者，八把半鎖不易閉塞，一般平時推拿中也不隨便開此鎖。個人舉止中，身體動作有上有下有升有降，若果終日工作出力時身體機轉不正而又全向一路，偶會見到那些區域部分因為執行太過，太重複吃力的工作而鎖實固定，而附近的結締組織更互相卡壓，軟纖維變厚變

硬，密集擁擠像關鎖一樣，使人體機能活動逆轉不來時成了一種無形的特殊關卡。

姿勢動作不對，無形的鎖變成有形的鎖

身體還有很多相類似的定位部位，作為支力點來穩固著力範圍。最常見的是在脊骨的力點。普遍上背胸椎是 C 形拱向後，而下背則呈反弓向前，這裏特別有兩個受力的位置，可參考圖九，第一個是 T12 胸椎，第二個是 S4 腰椎或 S5 腰椎，時常看見有很多人脊骨鎖定得太緊，仰臥在床時下背不能伸直，下背和床墊間形成一個大虛位，空間甚至可以將手掌放進去，這個情況就是上脊和下脊互相鎖緊了，個人找方法鬆開也不易。更甚者，出奇的有些人在 S2 腰椎及 S3 腰椎之處，本來是向前弓的，反而在那位置向後凸出，整個脊形不自然。這都是因為他們的肌肉及筋腱將那個位置鎖住了。

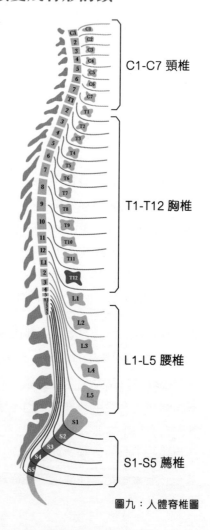

C1-C7 頸椎

T1-T12 胸椎

L1-L5 腰椎

S1-S5 薦椎

圖九：人體脊椎圖

說實在的話，「鎖」說出來像病理狀態，未遇過的人是很難想像。若仍不明白，就要說到那些身體中較常見的定位，但又不至為鎖的部位和狀態。例如，很多人在站立時不期然將膝部挺直起來，挺直的時候膝蓋看似下陷，形成「超伸」。雖然以這個姿勢站立好像不用那麼費勁，省了足部很多力氣，但是脊椎和髖關節就繃緊了，甚至影響了上背，活動不如原本的靈活。雖然自以為省了力氣，但對其他部位卻增加了負荷，用力多了。芭蕾舞導師及中國武術師傅均指導學員站立不要繃緊膝關節，要鬆開來，略為向前微曲，才可以使姿勢及身體輕鬆活動自如。這時身體的重心會自然由上經髖關節直下至腳掌湧泉穩立。

　　的確，身體很多地方本來就是鬆動靈活的，但是很多人在有意及無意間使身體部位定了位來著力，雖然未至於上了鎖，但定位的狀態會影響到那部位的狀態，久而久之就將無形的鎖變成有形的鎖。希望這樣的解說可令各位明白「鎖」這個情況，是經常在用力範圍不適當地定位著力時產生的。

昏厥開鎖，疏通經絡

　　特別之處，可見於昏厥。在此時，預期為脈弱的反而不見，反見有力之脈象，可說這時肢體強痙是一種掙扎徵狀，復蘇方法是直接開鎖，實質上是開啟結構的互扣而鬆開氣門，疏通微循環，氣行則血行，經絡得以疏通。另一方面，元氣不足、痺証筋縮症及大出血後休克患者，脈弱整體無力，不可開鎖，因開鎖如同打開身體幅度，需多點血氣才能支持，體力不足時禁用手法開關。

八把半鎖是很少機會遇到或需要使用到的，在使用的時候又要懂得開鎖的正骨方法，所以很多中醫也未必有機會明白。開鎖治法殊不簡單，要因應斷症結果而決定從哪裏入手。具體地說，就是何處氣血受阻，先從哪處開鎖。

拇趾外翻如何回歸原位？

前文提及身體各部分均有很多筋肉肌腱所形成的無形鎖，雖然平常對身體運作沒構成影響，但身體在特別情況著力時，結構上會因為這些鎖而受影響。曾經有一位病人前來覆診，本是診治其他病症的，但也提及腳痛的問題。他患有拇趾外翻已經一段時間，時間愈長拇趾外翻的情況愈嚴重，穿鞋的時候拇趾會痛，不穿鞋的時候也會痛。他問我，塗藥膏在拇趾凸出的位置及時常拉直拇趾是否可減輕病情？在這方面，我很少教導病人有關緩解痛楚及治療的方法，因拇趾變位很難簡單恢復。在開始講解的時候，我抬頭看面前這名病人，知道他是一名醫生，相信他懂得解剖學，容易溝通理解，於是深入地解說拇趾外翻的外治方法。

足趾互靠互鎖

拇趾外翻看似只是骨骼移位的問題，但骨骼與肌腱相連，而在其上亦有肌筋膜覆蓋，而足部有五條趾骨，肌肉及筋腱因有繫膜包裹而互相牽連，亦與表面皮下纖維黏連。因為拇趾外翻，其他腳趾骨或多或少地借位而出現移位的情況，以填補拇趾外翻後騰出的空間而不按照正常位置生長。所以當要直扯拇趾回正確位

235

置的時候，位於它旁第二趾的肌筋膜便會產生張力，阻礙拇趾回歸原位。在這情況下，必須加以對第二趾牽拉進行復位，以便騰出拇趾原有的空間，讓拇趾可以回復原位。

同樣地，在進行第二趾復位時，位於它旁的第三趾的肌筋膜亦會產生張力，阻礙第二趾復位，因此也必須先行牽拉第三趾復位，以便騰出第二趾的正確空間以便復位，如此類推。但欲拉直二、三趾時，拇趾變形本身之拉力會帶來阻礙，塗抹止痛膏只能減輕筋腱的痛楚而未及幫助復位，必須逐一將全足各趾進行外治復位，把鎖解開才可讓拇趾回復原位，之後還要訓練筋肌力量才可持續支撐。幸得這位醫生病人對解剖學有認識，立刻明白過來。最終多年來飽受困擾的拇趾外翻和腳痛問題得到解決，不再復發，腳形也變得好了。

長久的變位因整體變形而難於復正，像前文說及因膝關節超伸引致上身繃緊，為的是著力時有支持點。若身體部位不正，久而久之會成為阻礙。

氣血不足會致
頸痛和脾氣差?

　　一名婦人來診,說頸痛已經四年了,並引致左邊手腳麻痺,按照頸椎病進行治療,曾向中醫求診但效用不彰。最近一年更因頸痛引致頭痛,雙肩亦有不適。雖然她感覺不到背部有任何痛楚,但骨科醫生診斷這位病人患有腰椎間盤凸出。經過多次物理治療,頭痛的情況減少了,但頸部仍感不適。

　　追溯起因,乃是十年前一次滑倒撞傷尾骨,引起腰椎間盤凸出。她來診時需要持續服用止痛藥,卻無法緩解頭痛。再檢視她之前的磁力共振影像,頸部的位置沒什麼特別,但在下腰椎 L5 和薦椎 S1(圖十)出現腰椎間盤

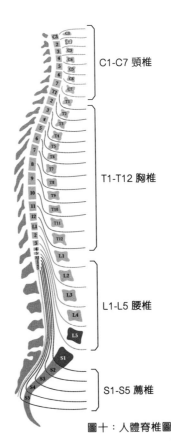

C1-C7 頸椎

T1-T12 胸椎

L1-L5 腰椎

S1-S5 薦椎

圖十:人體脊椎圖

第四章
疑難雜症

237

凸出，而兩個椎骨已成銳角。臨床檢查發覺她頸上部頸椎 C2 部位（圖十）按壓有扭痛點，其他身體狀態則沒有大問題。二便及睡眠正常，經期素來一週期，由十五天至六十天不等來經一次，平素也不易累，唯一就是脾氣不好。

身體支力點弱的硬撐表現

再仔細進行望聞問切，發現她的指形和面形稍為縮減，但體形保持得不錯，很健碩，病人自己也知道指頭的肌肉已收縮十年，相信是婚變令她長期失眠所致。來診後透過中藥治療，成績不錯，頸部於六星期後開始不痛了，不需要再服用止痛藥，再兩個月後肩膀也放鬆多了，之後減少覆診的頻率至每月一次，脾氣也改善了很多。

有一天，她來診的時候，是治療的第七個月，突然頸部疼痛加劇，脾氣也差了很多，向她查詢，並沒有明顯原因影響病情。在這次診治時，我的醫生學生在旁問，為何無緣無故情況變差？脈滑而不是肝急之脈，這病人為何沒肝氣的徵狀而脾氣差？

仔細分析這個病人的脈象後，脈滑並有向上浮之勢。她的指形和面形縮減代表精血不足，之前診治了一段時間，各方面包括脾氣都改善很多。然而，雖然下盤沒有痛楚，但身體的根本支持仍不夠。當身體氣血不足的時候，便需用力強行硬撐，已經不足的氣血被迫向上充，無形中拉扯到頸部出現痛楚。脈象上浮之勢就是氣血向上的確證標誌，整體既要硬撐，則脾氣又再變差了。學生聽後，看他好像還有疑團，於是我加以點出病人當日面部出

現些泛紅，那不是感冒，而是因氣血上逼而起，學生聽了後再比照便恍然大悟。

提升支力點改善健康

見到他能悟通，於是說出我之所以看到這種病人的表現，乃由於我以前悟得的生命規律之一，由基底、把握、平衡、韻律至行動來說明所有動力。即是開始時需要有一個基底，其上才可以把握。在此著力後才可以有平衡和節律，而藉此以發出舉動的作用力量。舉例說，生命的動力就如溜冰一樣，首先能夠穿著溜冰鞋立好，把握了行走和平衡的方法後，才能打圈轉，最後才能隨著音樂作出不同的節奏動作。若然基本功做得不好，強行做花式溜冰便會很容易受創傷。這樣解釋了病人她在支持不足中向上提升來出力，因不平衡而發出不穩當的動力時，引致頭痛臉紅。

這種病人表現，雖然不是常常在中醫傳統教材中學到，但也是從中醫理論中思考而對生命的力點得出的結果，也補充了中醫所謂的「升降浮沉」現象，使之更實在而可明白。

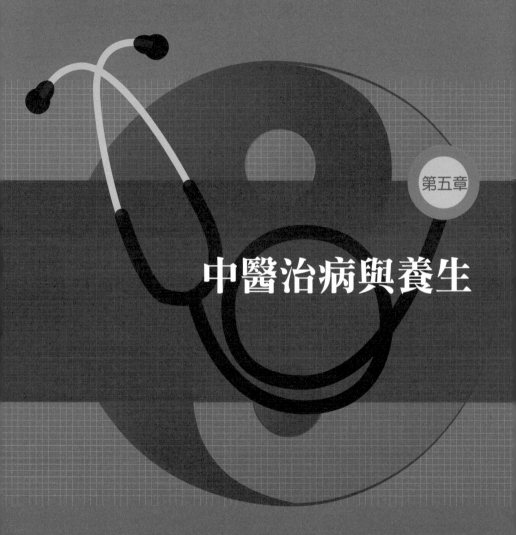

第五章

中醫治病與養生

兵法與治病

記得學習中藥時，老師對我們說，要和各種中藥成為朋友，因為每一種中藥就像一個士兵，醫生就是一個將軍，如果能夠熟悉每個士兵的特性，打起仗來，調兵遣將，就得心應手。行醫愈久愈明白這個道理。《孫子兵法》第一章第一句：「兵者，國之大事，死生之地，存亡之道，不可不察也。」筆者看來，醫者何來不是人之大事，死生之地，存亡之道，不可不察乎？中西醫兩者兼得，給予了我們很多「士兵」鎮守身體，但正如余秋良醫生所言，中西醫結合並不是把像「飛機和大炮」般最強的療法共冶一爐，而是適當地使用各種「士兵」，互相配合，達到更有效的治療。

中醫主張施手術嗎？

以筆者最常見的癌症病人為例，一些早期癌症病人會問醫生可不可以不做手術而達到痊癒。臨床上所見，有時會見到一些早期乳癌病人，因為各種原因，諱疾忌醫，錯失了利用手術切除腫瘤以達至痊癒的機會。亦有病人問，中醫主不主張施手術呢？這個問題當然要根據病人的個別情況而定。

在中醫學歷史上，漢代著名醫師華佗被尊為「外科鼻祖」，他以歷史上最早記載的麻醉藥「麻沸散」作為麻醉劑進行開顱術、死骨剔除術等各種手術。宋朝《夷堅志》記錄了用同種異體骨移植於頜骨缺損。明朝《外科正宗》載有癰疽的切開引流、體表腫物的切除等等。

總的來說，中醫著重整體治療，陰陽五行平衡，在宋代以前中醫的手術比西方還要先進。至於為何明代以後，外科手術式微至今仍是一個謎。估計這跟中國沒有像西方十八世紀發生過工業革命，以及清朝鎖國，自我封閉，引致學術交流中斷有關。可見在傳統中醫學上，雖然以內科為主，但仍然主張某些病人需要手術治療。

用藥如用兵

更為常見的，是常常有病人問西醫不做化療不做電療可以嗎？醫生固然明白病人是憂慮各種副作用。如何平衡治療的益處，減低副作用，這也是醫生關注的事。在中醫角度看來，各種化療、電療和標靶療法都屬於「攻邪」的療法，中藥裏的各種抗癌中藥，如白花蛇舌草、蟾酥等，這些都屬於「霸道」的中藥。當然在中醫藥方面，更多是屬於「王道」的中藥，各種補氣血陰陽的中藥包括人參、熟地、肉桂和當歸等。至於哪些時候用哪些藥，先後緩急主次，哪一個階段要攻要守，何時用霸道，何時用王道，怎樣兩者兼顧，這是一個中醫的功夫。

清代著名中醫徐大椿說「用藥如用兵」，所言甚是。若然病者

身體虛弱，當然要先固本培元，正如糧草不足，士氣低落，寡不敵眾，強行正面交鋒，將會全軍覆沒。此時可能要先用間諜，用外交手段，用談判等來拖延時間令自己準備充足，再行出兵。反之若病邪來勢洶洶，應先盡快攻邪，以滅其萌芽之階段。此時此刻若再拖延時間，無論多少高麗參、冬蟲夏草等名貴藥材都是毒藥。正如當敵人形勢弱，必先乘勝追擊直搗巢穴，若中門大開，讓敵人慢慢增強實力，亡國之期不遠矣。故孫子曰：「故君之所以患於軍者三：不知軍之不可以進，而謂之進，不知軍之不可以退，而謂之退，是為縻軍；不知三軍之事，而同三軍之政者，則軍士惑矣。」

當然更好的是，及早預防疾病，早期治療，如孫子所言，「不戰而屈人之兵」為上上之策。

作為一個醫生，無論中醫西醫，都要持開放的態度。正如東漢醫聖張仲景言：「勤求古訓，博采眾方。」廣泛搜集古今治病方法，為病人服務。孫子曰：「將者：智也，仁也，敬也，信也，勇也，嚴也。」醫生何來不是應有智、仁、敬、信、勇、嚴？

希望在中西醫發展上，能夠相互認識，相互合作，達到「知彼知己，百戰不殆」！

糧餉不妥

蘇醫生於上文提到攻邪用兵之要略，我也在此說說強兵之法。強兵之要，當為糧餉。身體吸收糧餉的部位為腸胃，即中醫的「脾」。

「胃」主收納，「脾」主運化

先說中醫如何理解「脾」，以及與其相關的「胃」。「脾」「胃」可以說是消化系統的概括，「脾」「胃」相表，「胃」主收納，「脾」主運化，吸收食物精微以供肉體所需，故主四肢。另外，《黃帝內經‧靈樞‧師傳篇》曾言：「脾者，主為衛。」指出「脾」能捍衛身體，與免疫有密切關係。從西醫解剖學的角度，腸壁間免疫組織與血液及淋巴的免疫系統緊密連貫，使人體在攝入食物、分化營養物質的同時，能夠辨別食物抗原與病毒抗原，吸收良好的物質，抵制不良的外物。

腸胃差脾氣易躁

小兒「脾」常不足。糧餉不足，當然羸瘦易病。營養程度與免

疫功能互相影響，營養不足，免疫功能就會低下，甚至過敏；免疫差，吸收不好，身體當然不好。

小孩也常常因為腸胃積滯而胃口不佳，需要很久才能食完一餐，或者偏食。這其實是一種腸道慢性機能不足綜合症。久而久之，會兼見睡眠時輾轉不寧，甚或頭足九十度翻身，脾氣易躁。治癒脾胃後，則能安睡。其實，腸胃運作涉及一系列物理、神經、內分泌的信號，以使腸道「升降」順利，與交感和副交感神經系統有很大關連，影響全身狀態。腸胃差，脾氣容易躁，我很多時對病人解釋，脾氣可比脾胃「行氣」，腸胃與脾氣互相影響，猶如母子關係，脾氣不好（媽媽）會容易（影響）大吵大鬧（孩子）；「子母」之間可再相互影響，後期腸胃問題更嚴重者，會演化至怕去大便，壞情況就再深一層，治療上更為麻煩。本來只需治療源頭，後期就要標本同治。

要知道，不是每天有大便即等於腸胃好。腸胃不好的，常因身體營養不足，長大後喜歡食零食。更差的，是糧餉質料不佳，身體吸收了，引起實質變化。現今不良食物、不明添加劑甚多，腸道分辨有益與有害的食物時被混淆了，不知道該排斥，還是儲藏。身體不防之間儲藏了有害物質，就好比在建牆時夾雜沙拉油罐；牆的質料參差不齊，當然容易倒塌。進食不良食物，身體吸入有害物質，乃種下病之禍根。糧餉不妥，何談用兵之法！

身體與房屋

　　余醫生提到身體要有足夠糧餉,才能建構健康。就像興建房屋需要有好的建築材料,所言甚是。香港經濟和樓市息息相關,香港市民十分緊張樓市走勢。近十年更流行請驗樓師檢查單位,確保樓宇有良好質素。其實醫生的工作就如驗樓師,要為病人檢查身體。樓宇質素除了取決於建造材料品質外,日後的管理保養和維修亦非常重要。身體的管理和維修同樣重要,中西醫在這兩方面有不同見解。

西醫擅長救急扶危

　　西醫學維持人體健康正如建築樓宇時的各種建築測量標準圖則,著重宏觀的結構問題。建築樓宇時有各種安全標準必須遵守,否則變成危樓,有倒塌危機;同樣道理,西醫著眼人體器官結構、功能正常,確保身體健康。正如一般健康人士檢查身體,除了會抽血(如檢驗肝腎功能),還會照心電圖、超聲波、X 光等等,目的是要查看身體各種器官功能是否正常。只要這些指標正常,身體結構沒有問題,生命就能得到維持。所以說西醫是要找出身體一些大的毛病和根本的器質性問題。

西醫在救急扶危重病中非常重要，因為西醫有各種各樣的急救技術維持病人的基本生命，例如在交通意外創傷處理中，或在深切治療病房中，可令患者及時渡過危險期，這是西醫優勝之處。

但是，各種器官功能化驗正常，是否就等於身體健康呢？斷然不是。不少人即使身體檢查指標正常，但總是感覺疲累或有各樣找不到原因的周身骨痛等等。這些看來只是小問題，卻有很多病人受這些毛病困擾。正如考慮購買單位時，是不是只要其結構正常安全就代表住得舒適？

中醫著重保健養生

相信各位都會明白，一個舒適的單位還包括內部裝修、物業管理等，很多看似「細眉細眼」的地方，其實對整個單位的質素有著舉足輕重的影響。這就是中醫學在人體健康上的功用。中醫強項並不是處理危急重症，而是著重身體保健養生。所以，即使不看中醫，身體仍然能夠活著，但不能發揮身體的潛能和提升生活質量。正如一個單位的內部裝修很差，管理公司質素惡劣，物業日久失修，但其實仍然可以居住，只是單位的潛在價值（value）不能充分發揮。住客不能安居樂業，能賣出的溢價或租金收入大大減少。

同樣道理，若能夠適當運用中醫藥、湯水食療、針灸氣功、推拿導引，身體的潛能（potential）就能發揮出來。用中醫術語來說就是調理臟腑的氣血陰陽，達到減慢和防止衰老，延年益壽。有良好的物業管理，即使樓齡已久，整個樓宇仍然可以保持

新淨。但若管理不善，或樓宇物料的質素很差，即使落成只有數年的單位，一樣可以出現瓷磚石屎剝落、窗戶滲水等問題。由此可見，財富管理（wealth management）和健康管理（health management）一脈相承。

當然身體健康與否，與先天因素和成長時的食物和環境亦有關。以上所述中西醫的分別只是大體而言，而不是非黑即白的分類，例如在急救方面中醫亦有穴位急救法等，西醫亦有各種保持健康的方法，如運動醫學、物理治療、個人身體鍛煉等。

各位讀者除了要留意樓市走勢，亦要注意自己身體的各種變化。

養生簡單 DIY

之前的篇章提到如何管理自己的身體，就像管理樓宇一樣重要。這裏具體地談談如何好好養生，即是保養自己的身體。

養生的方法眾多，其實很多道理都很簡單，但能夠持之以恆者，並不是太多。現在坊間各種養生食療書籍多如繁星，莫說一般市民，即使是醫療行業的人員，也難以分辨哪些是最好的養生方法，更甚者有一些方法未必是正確的。

保健食療要看個人體質

從中醫的角度說，養生的方法可分為幾個大方面。第一當然是大家都知道的食療。食療湯水近幾年大行其道，其實每個人的體質不同，食療著重亦有不同。總的來說，香港人一般睡眠不足而且生活緊張，大多有陰虛的症狀，例如口乾、皮膚乾燥、喉嚨經常覺得灼熱、晚上失眠等。這類人士一般可服用滋陰的藥物如沙參、麥冬、玉竹等。當然市面上較多人認識的是龜苓膏，但它較為寒涼，對腸胃虛弱者實在是不宜。

此外，部分腸胃濕熱重的病人，會常常有大便去不清的感

覺，或者大便偏爛等症狀。這類病人可多服食茯苓和薏米的湯水。然而長期服用這些祛濕的食材，對身體亦有一定傷害。至於近年非常流行的冬蟲夏草，補氣而不燥熱，對身體亦有一定的好處，特別是哮喘病人，但進食前建議先請教中醫師。

除了湯水，如何選擇好的食物亦非常重要。現在很多食物來源都受到污染，例如含有多種化學物質或農藥超標等。現代醫學界，對於各種污染物對身體的影響仍然所知不多。但根據一般法則，應多選擇一些新鮮和產地安全的食物。現代流行的有機食物有一定可取之處。除了食物本身的質量，烹煮方法對健康也有很大的影響。油炸和 BBQ 的食物，不但油分多，經燒烤過的食物有更多的致癌物，即類似中醫所講的熱毒。這類烹煮方法要盡量減少。

此外，亦要避免進食調味劑和各種膏粱厚味的食物。中醫非常著重各種食物的寒熱溫涼，會根據病人的體質和疾病來推薦各種不同形式的食療。食療能夠協助治病防病，提高生活質量，是中醫學上的一塊寶玉。但有部分人主張只用食療便能治百病的方法，實在有點誇張。

養生運動講求身心合一

除了食物，運動亦非常重要。正所謂「流水不腐」，故此中醫著重運動身體的血氣流通。中醫所說的運動與西方所說的有點不同。西方的運動著重形體的鍛煉。很多現代人都會參加健身室器械運動，但在中醫看來這些只是形體的運動，達不到養生的目的。

運動，例如太極氣功等，著重身心合一，動靜結合，使身體各內臟處於一個平衡的狀態，身體的「氣機」運行調暢，從而達到養生保健。中醫所說的運動不會令到肌肉十分發達，但對整體身體健康有莫大的益處。所以經常有人說，從事體力勞動工作的人不用運動，或者是上下班的時候刻意加長走路的時間可取代運動。這些令到心情緊張的勞動不能做到身心合一，對身體沒有太大的幫助。總之，中西醫兩方面說的運動各有所長，若能雙方配合以鍛煉身體，將更上一層樓。

睡覺是最好的提神方法

第三是勞逸結合，工作和休息時間要有一個平衡。在華人社會，特別是香港，非常強調長時間工作以代表刻苦耐勞。很多香港人工作至晚上，休息時間不足。更甚者有很多人以自己睡得少為榮，因為能夠憑著意志克服「眼瞓」的感覺。經常有人問筆者有什麼方法可以提神。其實最好的方法就是睡覺。很多所謂的提神方法都只是短時間運用，用來度過繁忙的非常時期（如考試），但不能長期應用。若然長期勞累，睡眠不足會損耗身體，最後得不償失。

休息是沒有捷徑的。經常見到不少病人以為憑著意志可衝破身體的極限，勞累了很多年後，身體出現毛病往往後悔不已。陰陽平衡勞逸結合，作息時間要與日光同步，這些看似簡單的道理而且最低廉的保健方法，卻是最多人忽略。

中藥可美容？

一位醫生朋友發覺自己可能因工作過度勞累，比幾年前衰老不少，問中醫有沒有方法助她回復青春。臨床上見她有眼眶凹、面乾、舌紅、便秘等陰虛徵狀，我用簡單的中藥，助她養陰通便安神，再叮囑她要戒口和增加睡眠時間；兩星期後她自覺眼睛回復精神，兩顴肌肉較為飽滿。這位朋友驚訝的問，原來中藥可以美容？

調理身體，反映於外

另外有一位朋友，接受乳癌手術後已完成化療及標靶藥治療，但她想服用中藥調理身體。見她身體肥胖、面部腫脹，右手亦因為手術及電療後出現輕度淋巴水腫。臨床上見她說話時語氣急速，身上瘀點甚多，脈象弦實有力，辨證為氣滯血瘀痰阻。

她說自從化療後，甩了不少頭髮，人亦衰老了很多，聽坊間講法，大量進食花旗參和龜苓膏，以益氣養陰養顏。但她自覺愈用養陰藥物，反而出現口腔潰瘍的情況，另外晚上全身發熱。我即時叮囑她停服補品，再用行氣化瘀中藥調理。經過三個月的

治療，面部腫脹和手部淋巴水腫完全消失。頭髮比未病前更有光澤。這位朋友亦問，原來中藥可以美容？那可不可以減肥？

最後有一位中年女士，希望服用中藥減肥。她肥胖的部位主要集中在下盤和大腿，另有舌苔白膩胖大，證為脾虛痰濕阻滯。給她處方健脾袪濕的中藥，三星期後減去七磅。這位女士大為高興，希望中藥能夠繼續為她減去更多脂肪。但我將現實告訴她，即使繼續服用中藥，假若不從飲食和運動方面著手，很難會再瘦下去。結果，她沒有聽從醫囑，只是繼續服用中藥，磅數一直沒有向下。

回復健康自然變美

從這三則病例看出，所謂中藥美容，其實不是專為美容而設，而是透過中醫望聞問切，判斷體質病情，針對處方。其實中醫著重的是回復病人的健康，而不是美容。中醫有句說話，「有諸內，必形諸外」，用現代的說話演繹，「你的健康如何，你的樣貌也必如何」。所以要有美好的容貌，首先要有一個健康的身體。要達到健康，中藥只是其中一個環節，還要配合戒口、改變飲食習慣、作息定時等生活調適。那麼，有沒有一些適用於大部分人的美容養顏藥物呢？當然有。但是不能單靠用這些中藥，必須進行整體調理才會有良好效果。

身體就如房屋一樣，需要定期維修保養。不少人年輕時外貌端好，就像近年建成的新樓一樣，無論外牆、管理處和會所等等，冠冕堂皇。但有經驗的投資者，都知道物業注重維修保養，

現在「金玉其外」，過幾年才「見真章」。

　　情況就如現今年輕人，因不善保養身體、作息反覆、飲食不節、睡眠不足，結果未老先衰。相反一些舊物業，間隔實用，但時間久了，會顯得殘舊。但其實只要透過簡單維修和裝修，便可翻新變為新一代豪宅，歷久常新。長期注重健康的人亦一樣，即使年紀大了，仍然健康美麗。

　　一句到尾，中醫學是一門著重養生保健的學問。美容用不著找中醫，但若然尋求由內以外的美，學習中醫的方法，卻是王道。

「戒」不在「補」之下

經常有人問：「我應該用什麼湯水調補身體？」食補的原則，簡單來說就是：「判性味，明消補，析養分，分清宜忌，小心過猶不及。」對於我的病人，我會根據他的情況來建議。

很多時候，我會用一個例子反問病人：「有一個盆栽，花葉開始枯萎。不知怎麼的，放了很多的肥料，有充足的陽光，足夠的水分，仍然凋謝。」我問病人究竟還欠缺了什麼？他們往往說出很多意見，卻找不到答案。答案其實是酸的泥土，泥土差，肥料和陽光再充足，也不能養活生命。

保護「土壤」由健康飲食開始

進食了有害食物的身體，就如不好的土壤，給予再多的補品，再多的治療，也是徒勞。養生有句話：「以和為貴，以節為尚。先利身，再利口。」這不單指導養生，更是醫治疾病的重要原則。

那麼，應該如何戒口，以避免身體受到壞食物的危害呢？食零食，會致肥，更長遠的問題是有機會致癌。現世代那些不良食

物中的不明添加劑，其壞處立竿見影。現在的餐廳常常在食物中加入來歷不明的化學調味料，說是「代味精」，其實對身體的危害比味精更甚。都市人每星期最少外出用餐兩三次，身體積聚了大量的廢物瘀毒，阻礙治療。

過分戒口適得其反

不過，戒口太過也不妥善。中國人說：「水至清則無魚。」以前很多人認為全飲用蒸餾水更健康，實是一個謬誤。因為水蒸餾至無其他分子，那就定必會從身體中汲取，使身體流失礦物質。另外，以前也有人因呼吸道和皮膚敏感而格外注重清潔。然而，現代研究證明這樣會趕走環境中的益菌，更容易引起敏感。因此，戒律應要「戒得其所」。

很多中醫學生學習《黃帝內經》後，受到感化而開始改變生活模式。《黃帝內經》云：「虛邪賊風，避之有時……是以志閒而少欲，心安而不懼，形勞而不倦，氣從以順，各從其欲，皆得所願……是以嗜欲不能勞其目，淫邪不能惑其心，愚智賢不肖，不懼於物，故合於道。所以能年皆度百歲，而動作不衰者。」學而行之，方能有健康的身體；訂定個人的遠程生態模式，才得享長壽。

用「周公」對抗高血壓

　　近日一個朋友患上頗為嚴重的高血壓，需要服食多種藥物控制。他問中醫如何看待高血壓。他的病其實是有跡可尋的，近來他的工作非常忙碌，經常缺乏睡眠，面色早已帶一點青灰色。我對他最重要的建議是，必須增加晚上睡眠的時間。一星期後，經過充足休息，他青灰的面色已經大大減退，面上光澤重現，在中醫學上，這種面色為「有神」。

　　中醫如何治療高血壓呢？傳統中醫沒有血壓這個概念，但經過多年和現代醫學的互相認識，現代中醫學對高血壓已經有共識。

長期受壓令血管加速老化

　　首先要明白為何需要血壓。心臟每一下的跳動，會把全身血液供往各器官和組織。心跳頻率和每一次心跳擠出的血容量，便決定了收縮壓（上壓）；至於舒張壓（下壓），主要取決於全身血管阻力。就像結他線一樣，若要彈出樂曲，結他的線必須保持一定的張力，否則彈下去時沒有聲音；舒張壓就像結他線的壓力，足夠的舒張壓可以把微細血管的養分從細小血管供應到各種細胞組

中西醫合奏——
中西醫角度，全方位治療

織之內，這亦是水壓的原理。家裏水龍頭一打開即流出水來，因為水管內長期有穩定的水壓，若失去這個水壓，就不會有水流。高血壓就像水壓過高一樣，長期高壓會加速水管（血管）老化，甚至令水管（血管）爆破，造成中風。而且水（血）壓過高，亦會損傷供水站（心臟）機能，造成心臟肥大等心臟病。

長開 turbo 造成「肝陽上亢」

在中醫看來，高血壓大多是因為過度損耗身體，再加上睡眠不足引起。現今社會生活非常繁忙，每一天的時間好像不夠用，為了應付額外工作，身體就會開動「turbo」（渦輪），它就是中醫講的肝氣，過度使用肝氣就是肝火，若只是幾天休息不足，例如應付考試，這樣利用身體 turbo（肝氣），對身體損傷不大，過後休息幾天便可以恢復。但若長期處於這個狀態，身體適應了這種高壓環境，就像機器長期開動 turbo，身體要把額外的陽氣送往腦部，就會造成「肝陽上亢」，引起高血壓。病人一般有頭重腳輕徵狀，而肝陽上亢反過來亦會引起失眠（因為身體長期處於興奮打仗的狀態），睡眠愈少，肝陽上亢情況愈嚴重，形成惡性循環。所以中醫治療高血壓，最常見的是平肝補陰，治療常用白菊花、刺蒺藜、懷牛膝等中藥。針灸亦可紓緩肝陽上亢，可選太衝穴或其他在肝經的穴位。

除了肝陽上亢之外，一些高血壓病人會有中醫所講「氣虛」的表現，包括肌肉不紮實，行幾步就氣促，說話無力等。原因是身體氣不足，代償方法便是用肝火。有點像一架太殘舊而且馬力不足的汽車，還要運載很重的貨物，在上斜時根本不夠馬力，就算

踩盡油門，車速也不會快很多，只會更加損傷引擎，關鍵是要改善汽車機能，並且減低負重。這就是「氣虛」引起高血壓的原因，治療方面要適當加入補氣的中藥如北芪和黨參。

另外，有一種情況是血管阻塞，或血管外圍肌肉和組織繃緊，增加血管壓力。血管受阻的情況，中醫稱為「血瘀」，治療上加入化血瘀中藥如桃仁、紅花、川芎。

睡眠充足一舉三得

至於肌肉和周圍組織非常繃緊，就必須透過經常運動、放鬆心情，或透過推拿按摩放鬆這些組織，減少血管壓力，從而降低血壓。此外，天冷時，因為受了寒風令肌肉繃緊，血壓會上升，這個時候要特別注意頸背部（督脈和膀胱經）保暖，另外可服用薑茶驅寒。

無論是上述所講的哪個中醫證型，治療方面都必須配合足夠的睡眠。因為睡眠本身就能夠治療肝陽上亢，又可幫助身體補氣，而且可放鬆肌肉，可謂一舉多得。所以治療高血壓，一句到尾，藥物和生活習慣的改變兩者同樣重要。

余秋良醫生

中醫用藥
的理論和智慧

有位女士問我中醫用藥時，是否主要跟從傳統經驗？我回答說中醫基於中醫理論，其上加入古代醫家及現代學者累積的經驗，既有理論，又有思考，成立準繩，所以用藥往往精巧。

用藥非一本天書睇到老

她繼續問我，現代藥理研究，對臨床用藥有沒有影響呢？我說現代中藥研究已著重對藥物毒性的了解，指導用藥安全。古代醫家把藥分上、中、下三品，認為上品藥可常服，沒有副作用；而下品藥則需要注意用量避免副作用。現在，憑中藥毒理學的研究，藥物的特性更見清晰。醫師在使用中藥時，多了一個過濾平台。

另一方面，現今中醫治療生化學之疾病的經驗，讓他們在治病時除了考慮使用以往傳統中醫的方法外，會加上對某些疾病更深入的了解，從而實行分別從証從病去一起治療。

女士又問，西醫用藥是否針對一個病灶，就著每個身體的改變而用一種藥作治療？我答這是以往西醫的主流方法。不過，

中醫治病與養生 第五章

261

現代西醫也知道，一種疾病可同時採用多種藥物醫治，而更多的研究發現，每種藥物都有長處和短處，當藥效在某病某人不顯著時，可以另一類藥品，或選兩種甚至三種藥物合併使用，捨長補短，藉循證經驗，減低副作用並增加療效。雖然處方西藥時不像中醫開方般，要仔細地按「君、臣、佐、使」讓各藥各司其職，但有時也會採取相類似的策略。當然，西醫用藥大部分都不是這樣。

以病人身體為本處方和治療

在她問完後，我補充道：「用藥就如智慧傳承。一個好父親教導他的兒女時，總希望將最好的智慧傳授給他們，好讓兒女他日人生路上如意。可是，若果他只把硬邦邦的知識告訴兒女，兒女就只會接收知識，長大後亦只懂得以嚴正認真的方式硬推。假如他在教導的過程中加上關懷、協助、了解等箇中溫情，他的子女除了學習到知識，亦會懂得關心人。軟硬實力兼備，才是真正的有智慧。開方用藥時，除了要注意對付病灶的硬實力，亦要有關注已因應環境變化之身體狀況去作出調整的軟實力。中醫處方時，以藥的性味解身體寒熱虛實這理論，就是以病人身體為本，就身體的寒熱虛實，選用適當的藥。」

問答完結後，我繼續想，我比擬中醫療法所說的溫情，說起來容易，但要真正做到愛與關顧，達到針對需要而有效的處方和治療，必須累積很多的理念和經驗。古代醫家將他們的經驗以理論化的方式寫出來，造就一部部的中醫經典，使後人容易明白，並用之有效。然而中醫經典上的始終是硬道理，要達致軟硬皆精，還需靠著習醫者本身造化，方能悟而知之，悟而用之。

分辨主因和導因的整體治療

現代醫學由單因看病源已進化到多因看病源。大約是明白到一種疾病或一個問題未必是由一個缺陷病灶引起的,有機會是由一系列因素引起,治理時要從各方面的因素作考慮。

所以現代醫學開始發展全人護理(holistic care),意思是從身體心靈全方位解決問題。不論是治理一種疾病或是整體個人健康,均以這對策理念去處理。但要留意,全人護理與整體治療是不同的。

找到主因,治理到位

曾用比喻的方法向醫科學生解釋一個範例,假若有一位男人上班遲到,問他為什麼遲到,他回答說因為塞車,我們是會接受的;下一次他又遲到,解釋的理由是太太不舒服,我們也會接受;再下一次他又遲到,解釋說是時鐘壞了,我們也惟有接受。但是若然每星期也這樣發生,我們心裏就會覺得他的本性問題才是主因,譬如是沒有時間觀念,其他的只是導因。即是說,如果單單一次是因為塞車、太太不舒服,而他不是經常遲到的話,那

些原因就是主因了；但他頻密的遲到，那麼主因的考慮就不同了。這範例對於怎樣了解多因性的問題是有重要意義的，就是說有些因由可以是主因，但當以整體來看就只可能是導因，反而主因要從另一個觀點角度才看得出來。

這是整體性觀測角度，看到主因不是要撇除其他導因，而是我們在新的觀念中更清楚掌握主體問題，解決問題的方法變得更直捷。若看不清或找不到主因，那麼即使嘗試去解決各種導因，治理也未能完全到位，問題也不能完全解決。

中醫的基本理念也是從整體中找尋主體的診斷，在診斷身體各部變化的時候用中醫評核的理論，找出可以掌握的主體描述。雖然那些描述對普通人來說可能難以明白，但只要中醫師懂得從專業角度診症，連繫中醫術語思考，這些難明的描述就成為有意義的診斷依據。即如上文提到那個遲到的人本性有問題，這具體例子使人明白到整體治療中辨別主因、導因的重要性，啟發醫者作出直捷對策。

明白生命力量，身心為一個整體

中醫和西醫是兩套醫學，理論背景不同，很多人認為這兩套醫學很難融合在一起。然而，雖然不同，卻經常以配合形式發展，這說明了治療時中醫、西醫交替使用是可行的，各自的長處可互相替補。現時全球醫療體系中，主要由中醫和西醫兩個群體主導，所以中西醫配合協作這方法，是值得發展的。

但是從一個醫家來說，中西醫在醫療上為何不能成為一家呢？照理醫學應該為一個體系，理論怎麼會分歧不能融合呢？

　　這麼多年來，我教中醫臨床時常說，中醫若不明白生命，醫術怎樣高明也不算是個好醫師。所以說要了解陰、陽、寒、熱、虛、實、表、裏八綱，以及臟腑、氣血、身體各種狀態之外，如果不能夠明白生命力量怎樣影響個別病者，很多症例都不能醫得透徹，不能得到全面的醫治。中醫本來說的陰陽五行就是宇宙之大道。中國人歷來就以《易經》、太極等各方面一直演變陰陽五行之道。現代醫學則主要以社交型態、社會變化，加以物理方面來說明環境對身體的影響，以唯物的方法去分析。要看透醫治人體的方法，其中所謂的大道，必須包括生命的節奏、形式之規律。

　　多數的中醫或西醫，除了醫治病人的身體之外，也常用心理輔導的方法來調理病人的精神心態。單單靠著從陰陽五行的理論去了解生命，一般的學者都難以在心理治療上實際運用。但生命不是一剎那的短暫，健康因著生命中輪轉的多變事端影響外，亦靠著個人持續不斷的生命力。歸根究柢，治療身體和整個生命，可把身心，即精神和身體看成為一個整體。

斷証不能單憑直覺和檢查

　　之前與一班中醫師吃飯，聊到一些診症例子，如怎樣從病人說出的病情作出診斷。診治病人時，我喜歡先由病人說出病情發展，然而，有時會故意不讓病者數盡病情，因為醫者其實已可大約判斷他們病機的先後。例如病人是脾氣先差，引起腸胃不好；還是腸胃先不好，引起脾氣不佳。到最後，醫者才向病人問出其餘病情，來證明這些病徵的次序。這樣做是為了驗證自己診斷的思維，預料準確就知道斷証是對。這種論證法能幫助醫者重複驗證。

診斷先聽一半病情免自圓其說

　　這樣的驗證是醫者對個人診斷的一種考證，既有用，又嚴格。這亦是一個很有趣的方法，又能防止醫者在不知不覺間為自己的診斷自圓其說。其實，很多中醫喜歡在看病人時，把把脈就說出病人的病處，以表現他作為醫生的功夫。上述先由病人說出其病情，再向病人驗證的論證法，一方面固然能建立病人的信心，但更重要的，是讓醫者能確定自己思維的準確性。有次在我帶著學生看診的時候，來了個怕冷的中年病人，我讓學生了解基

本病情，觀察病人後，判斷一下病人何時開始怕冷。學生說是十年，我則搖頭說是廿年，然後我們再問病人，從他口中得出答案，確認明證；亦有病人因勞累來求醫，我要求學生診斷後測度他何時開始腸胃有病徵，以同樣方式學習確認明證。

斷証方程式知徵狀未必知病因

這時，同枱的行家覺得奇怪，問各個病例的病因。於是，我又談到很多中醫常用的方程式斷証法，即是將病人的徵狀，以表裏寒熱虛實臟腑氣血等証候剖析，得出病因和診斷。我又以一名病人為例：一個青年，易倦怕冷眼睛乾，久治不癒；西醫檢驗一切正常，中醫說他的氣血不好，診斷為勞損，有藥可醫。可是病人症狀時好時壞，究竟是為什麼呢？是診斷或者用藥出現問題嗎？事實上，這個病人六星期以來，每晚只睡四小時，這才是病因之所在。用藥物補氣血可以讓病人好些，但無法令病人完全復原。所以對於這病人而言，睡眠不足才是主因，勞累只是導因。

睡眠質量，一般醫生也會常常問到。可是，有時候病因繁多，不少醫生就往往不著意這小節，沒有提問，下了一個不全面的診斷結果，以致病人不能全面康復。若能明白中西醫思維多點，醫者就可以對病人、對病機有更全面的認識。例如曾有病人出現疑似中風的徵狀，如果單從西醫的角度看，或許會覺得是中風，然而後來得知打電玩才是真正病因。更有些病人之前診斷為壓力，但其實壓力只是導因，而本因則是身體差以致能耐力不足引起。

再以一個古怪的病例來說明。有一個病人右膝突然腫痛，但右膝表皮冰冷，比下肢其他部分表皮溫度低很多。西醫先是診斷為痛風或風濕關節炎，但免疫檢驗沒有異樣，後來磁力共振斷症是罕有的粒狀增生關節膜炎。關節不紅不熱反見冷，那不是關節炎。結合中醫的角度，可以理解這是因為病人身體整體見腫，而使皮肉筋腱重疊錯亂，血不能到右膝以致表皮溫度低。用中藥消腫祛寒，腫退後，痛也好了。

總的來說，現代方法學有很多可借鏡之處。為醫者，不能單憑直覺完成斷証，也不能單靠檢查。如果醫者能有中西結合的思維，診治病人時分清主次，看破主因、導因、本因，往往能更簡單直接地治病。

再談病因

　　容我多談一點診斷病因的問題。一名五十二歲男士來診，有糖尿、血壓高、痛風。服用兩種糖尿藥另加三種藥物，血糖仍然控制不好；尿酸問題更需吃止痛消炎藥，甚至偶然服用類固醇藥；長時間血壓高，藥物難以控制。

睡眠充足令心跳和血壓回落

　　來診時尿酸過高以致皮下多處形成腫塊，有些五厘米闊、三厘米高。中西治療兩個月後，糖尿、痛風皆大為改善，血糖正常，腫塊縮小一半；但血壓仍然很高，上壓 160-180，下壓 100-110，心跳每分鐘 100 以上，甚至休息之後也居高不下。中西藥物似乎對血壓不靈，但病人感覺身體不錯。再治療多兩個月，病況仍然如此。了解到他多年每日睡眠少於六小時，見他心跳不能平靜，於是強力要求他每日睡多於八小時，他勉強接受。兩個月後，他的心跳開始低於 100，但仍然 90 以上，血壓仍居高不下。再過兩星期，心跳偶有 80，血壓也偶見 150，相信他明白睡眠有助改善心跳血壓，要繼續堅持多睡。數月後，心跳 80 而偶見 70，血壓回落為 140-150，之後他認為病情好轉，又再只睡六小時，心

跳、血壓立即回升。於是再次增加睡眠時間，病情才完全穩定。可見睡眠對這病人的實在影響，雖然血糖、痛風大為改善，腫塊細了，仍需一段時間補足睡眠才能使心跳改善，人平靜才可治血壓。

治癒的限制因素可看為病因

醫學界常以為，血壓高是心及腎等實質器官問題。現代醫學認為病有多因，睡眠只會引致某些病或容易發病，不會作為疾病單因。但在這病人的個案來看，睡眠成為治癒的限制因素，影響力量等於病因。

從病因上看，治療的限制因素是重要的。例如肺癆，肺癆病菌需要多重抗生素治療，一般治療效果不錯；但一些病人病情反覆，主要是因為身體狀態不好，必須加上好的環境，如陽光、空氣和足夠休息才有助痊癒；有病人的眼睛病患怎樣醫也未能改善，非減少使用電腦甚至停止電玩不可。可見限制治癒的因素也可視為病因的一種。

總之，除了主因、導因及本因之外，找出治癒限制因素也是重要的一環。引申開去，體質也可視為病因。有一女士多病，常有鼻水、頭痛，康復後又病情反覆，數月未癒。原來她的睡房偏寒，怕寒的她已非常注重保暖及防風設施，但直至我教她睡時把棉被的邊緣塞入身體下壓住，以防棉被邊的縫隙讓寒風吹入身體後，該女士才不怎麼怕寒，頭痛也有改善，寒氣成為治癒的限制因素。可以說，運用中醫寒熱虛實的概念去找病因，也有可取之處。

預防哮喘，
環境和體質皆重要

冬天氣寒，人多聚於家居；春天生機盎然，人類活動增加，但常見霧霾，空氣質素轉差。冬天入寒，引發哮喘；春天感冒而氣喘，可能是氣管炎或肺炎，亦可能是感冒引起哮喘復發，多少亦與過敏原有關。

哮喘的成因

兒童哮喘多在十二歲以前發病，有家族性的趨向。大部分病人都是在孩提時代或青年期開始患病，兒童哮喘患者大多會在青春期後痊癒。部分人在中年或老年才患上哮喘；亦有部分兒童哮喘患者在青春期痊癒後，到中年會再度復發，年紀愈大，治療的難度亦增加。

哮喘病因複雜，受遺傳和環境的雙重因素影響。多數患者以往有嬰兒濕疹、過敏性鼻炎、食物或藥物過敏史。這種過敏體質，不少會有哮喘家族史。另外，哮喘的形成和反復發病往往是環境因素綜合作用的結果，如接觸或吸入蟎、蟑螂、皮毛、花粉、黴菌等過敏原，室內外空氣污染，呼吸道感染，寒冷刺激，

中醫治病與養生　第五章

271

以及運動過度等。控制哮喘病的急性發作，應當時刻預防感冒、防止過敏原侵入呼吸道。

中醫看哮喘

中醫對哮喘的認識，則認為是因為氣候變化，寒溫失調而形成。外邪易入侵，引動內在痰飲壅塞肺道而發為喘息。亦認為飲食失宜，加工及重味食物會助熱生痰，誘發哮喘。中醫哮喘主要分熱喘和寒喘，以及實喘和虛喘。外感引起的多為實喘，但亦可實証中兼有虛証。

特別的是，中醫病理在肺、脾、腎三臟。「脾」普遍說腸胃。肺的疾病，為什麼會跟「脾」拉上關係呢？那些痊癒後到中年再度復發的哮喘病患者，會較容易體會其中關係。中醫說「脾為生痰之源，肺為貯痰之器」。最初看上去很奇怪，後來注意到年紀大的人吞嚥常常哽咽，食物或水本是要進入腸胃的，卻進入氣管，可能因為軟顎控制失去靈巧。情況輕微者則見口水痰涎增加，乾燥時更加積痰，腸胃不好的更甚。

肺的疾病，又為什麼會跟「腎」拉上關係呢？機體內環境失穩是支氣管哮喘的主要病機，「腎」為應付生命壓力的基礎，腎上腺是重要的分泌器官，促腎上腺皮質素等更與哮喘有關。

預防哮喘復發小竅門

中醫認為，一年四季應該分為春生、夏長、秋收、冬藏四個階段，與人體的五臟相對應，肝主生，心主長，脾主化，肺主

收，腎主藏。冬藏意即是冬天時間休養身體，養得好，明年春天便有力量抵抗疾病。很多年前，幾個年紀大、哮喘時常復發的病人，在冬天使用簡單西藥如鈣片、強力維生素等作治療，之後的春天及往後的兩年，哮喘復發的次數大幅減少。

控制哮喘病的復發，對兒童來說最重要是控制環境。父母一般會在較暖和的春天開始整理家居，清理家具和書籍雜物，這時垢塵會揚起，加之冬季脫掉的皮屑尚留在床鋪，塵蟎隨之揚起使環境空氣質素變差。在清潔家居後，需預留數小時空檔，確保寶寶兒童不在家中；家居亦應定期吸濕，避免塵蟎繁殖。

不斷復發的病者和中年哮喘病者，必須先鞏固身體，改善肺功能。只有滋陰培元，才能穩定機體內環境，增強機體適應性調節的抗病能力。另外中藥也有用，例如六味丸劑補腎、蘇子湯劑平喘。情志刺激亦會引起病發，心理疏導使患者了解自身疾病特點，解除精神壓力。整體治療方向是提高病人的生活質量，增強體質。

健康紊亂循中醫証候看

　　某天一名六十歲女士到診，一年前因為睡得不好、頭暈等病來求診。本已痊癒的她，最近兩星期忽然口乾、口苦，除此之外沒有其他病徵，大便也正常，只是睡覺比之前差了點，肩膀則一如以往的痠痛，身體其他方面則沒有什麼大問題。我跟她診症後對她說：「沒有什麼問題，只是現在有心事，想得太多，所以口乾口苦。」病人於是愕然承認，最近她家裏的確有問題困擾著她。

無肝火無濕熱何來口苦？

　　她離開之後，跟診的實習學生就更加愕然，雖然脈弦可看出病人緊張，但沒有其他的可見跡象，那怎麼可以診斷出有心事困擾著她？我解釋說這個診斷很容易，口苦是因為膽熱、肝火或濕熱。病人全無肝火徵狀，而舌苔不多不膩，那就不是濕熱。膽熱在短短兩星期發生，加上看到病人的眼神和眼睛轉動，就可以知道她有心事。當然還要病人認證，未問而知者則可確信。診斷後可以使病人放心，讓她不需為其他病增加憂心。

　　身體病患，西醫有大量人體醫學知識可參考分析。但身體可

以因很多問題而病苦，這未必可用西醫的檢驗方法找出來。這些病苦常常都不是精神問題或病變所引致，可惜很多時候醫生找不出肉體病變，不知不覺就誤作精神病症處理。

環境轉變導致身心偏倚

很多原因可以導致身體不適，甚至病苦，例如在面對環境變化時產生的健康紊亂，身體末及適應，以致出現自我平衡偏差；有時亦因為面對突發狀況時血液循環末能作出即時的調整，輕則出現心悸，重則可能缺血中風。健康紊亂也可以是由於身體調整模式累積性不良，導致神經傳導不佳；另外亦會因過往飲食習慣，致使身體內部流離雜質，令腸道內的生物組態受影響或變壞。

各種過度偏差反應，生理或心理調整變化大，都容易出現問題。雖然身體仍在未病狀態，但是調整阻滯、混亂無序的精神及心理狀態，令自我調整變得無定向，隨後都有可能出現更多問題。

很多健康紊亂症，會在身體和心理表現出來，中醫循証候看得出很多方面的問題來。中西醫大概是要把西醫對身體細微組合的知識，結合中醫的辨證方法，連結起來了解各問題。

內治和外治配合治療

中醫推拿是一個常用的治療方法，除了對很多肌肉筋骨問題有幫助外，也有保健及加強恢復身體的用處。

對於治療背痛，我喜歡用推拿配合內治。推拿可以治療背痛，但很多因勞損導致背痛的病人，臟腑也會有勞損，氣血亦不足。因此，推拿治背痛只能緩解一會，當肌肉筋骨不能繼續支撐下去，又復見背痛。配合中藥內治，恢復肌肉氣血，再推拿，往往事半功倍，病人亦會感覺有效而便宜一點。這種配合，對物理治療也有效果。

內治脾令肌肉增加氣力

箇中之妙，可以用中醫「脾主肌肉」來理解。之前的文章說過，「脾」能處理糧餉，「脾」運化水穀精微以營養人體四肢，令肌肉豐盈。肌肉要豐盈之外，亦需富有彈性。故此，內治脾以增加肌肉，外用推拿或其他療法增加肌肉彈性，就能相得益彰。

提升肌肉氣力，中醫內治當然不止治脾，還有其他需要。舉一個中醫治療肌肉筋骨問題的病例。六十歲的甘先生，三年前錯

步滑倒，沒有傷痕，但雙手開始麻痺。到瑪麗醫院做電腦掃描時發現頸椎退化，需要動手術。但他沒有做手術，身體困倦三年，腳軟無力一年了，曾使用西藥，後來再服用中藥一兩年都沒有幫助。他撐著枴杖到我診所的時候，行動左搖右擺，左腿拖著走，左手也不能隨步擺動，面部腫脹，手指短腫，不能單腿站立。X光顯示他的頸椎全部扁了一半，難怪他手腳都有問題。我建議他接受推拿治療，他不願意，只好單用內治，以補腎補脾、袪瘀通絡為法。一星期後再診，他的麻痺少了；數星期後，他不再需要枴杖，面部腫脹亦減，繼而肌肉增加，指頭也長了；數月後，他可以單腳站立，下樓梯時更能踢腿。

單用內治，肌肉氣力也可以有這般效果，若加上外用推拿應更進一步。另一方面亦可說，推拿治療背痛病患，用內治配合有助治療。

中西醫各有所長，針對性的治療，見效快捷。多元性的病變，一環扣一環，先解一環還是一併處理呢？各方面治療配合得宜，因應效益作先後次序，合理加用其他療法，就能更勝一籌。

分清病勢主次，
令身體復正為治療重點

聊天可以幫助很多人，特別是策略性的輔導，能一針見血說中問題，所以我從來不會因怕得失病人而矯飾，只會有話直說，再加上用藥就事半功倍。有一次香港中文大學醫學院的學生來診所實習，兩次觀摩看症後，我問學生有什麼意見，學生讚嘆：「你看病人時好像與家人說話一樣談笑而直接。」當醫生那麼久，最開心是聽到這一句話，學生真的觀察到我看病的特色。

按部就班提供身和心的治療

曾經有位青年病人來覆診，他之前既有皮膚濕疹及魚鱗病，應對思維偏狹，反應慢。覆診時他的皮膚已經好了不少，但是最近病況的康復進度比平時慢了一點，於是我問他有沒有玩電子遊戲，他亦坦言近來多玩了。因為想到長此下去會大大影響他的復原進度，即使深知他已相當克制，比之前已少玩了電玩，但這時我也直接以嚴詞指正他。

病人離開之後，我與跟診的醫學生說，他們之前跟診的時候也有遇見這個病人，之前他有點傻頭傻腦，現在已變得聰敏得

多。雖然我直接當頭棒喝地指出病人的錯處，但從他的面部表情反映他是樂於接受的。若病人是初次求診，鑑於醫生對求診者的整體（包括身心）未完全了解，我們不可亦不能如此直接和嚴厲地對待他；醫生也不可在第一次診症時，以為只要是為他好便全部說出來，一時間把龐大的資訊擲向他，對患者來說反而幫不到他。身為醫生，需明白在什麼時段用什麼策略，不論是說話、輔導、治療。

要幫助病人，當然要尊重他們的意願，即使他是年輕人也要讓他的病情慢慢進步並增加對醫生的信心，這樣才可以因應情況一步一步的提供或多或少的解說。

若第一次診症便將所有東西說出來，那是容易的，但對病人未必有幫助，必須為病人設想全程，按部就班，這樣病人的情況才能得到改善。到今天，因為他曾感受過自己病情在一步步進步，所以對他當頭棒喝也較容易接受和理解。

同時借這個應對為例，解釋中醫學說所指「表裏同病、寒熱錯雜、虛實夾雜、身體証候相兼、錯雜、轉化不清」情況時的治療，其實都是同樣原理，有先有後、有多有少，考慮病情進展的階段和病人可接受的程度，先打中主問題，並看病勢和核心身體的強弱關係，按部就班才可以治療，到時病人感覺舒服，才可清走其餘的問題，最後便得到全面治癒。

明白復正擺平

曾有一位妙齡少女向我問及腸胃的問題，我說以時間治療是

最好的方法，即是說，用藥之後，給予時間，身體就會好轉。但考慮到首要的前設是身體先要在正位，機能才會因時而運作暢順自然。因此，當時我教她自我調理的方法，她亦明白了這道理。事實上她的身體和腸胃之前治療得很好，之後應該也沒有大礙的。她後來坦然說，是時候要再次注重生活和飲食習慣，好像暗示這段時間她偏離了，再不理會復正，則求診吃藥後也不會大有好轉。

這原則對很多病患都有幫助，包括精神問題。常聽見很多人有情緒困擾時被說教：「不要想這麼多，時間會沖淡一切。事情會自然好轉的。」說是簡單，但當思緒被困擾的時候，思維被負面的事情接踵影響，心情一次又一次的起波瀾不能平靜，時間沖不淡。所以這些時候，我會教導這些受困擾的病人首先要想通事情，理解始末才能接受現實的境況，然後才藉時間讓情緒沉澱下來，心情慢慢平復時心緒才得安寧。

假若是想不通，心結未能解開，便要花更長的時間去調節心情的忐忑起伏。在這些情況，作為一位醫生要用說話策略去幫助他們解開心結，讓他們看到頭緒，將來的路雖未至於一片光明，但他們可在其後的日子與朋友交往閒談或娛樂，情緒將慢慢平復下來，可重新建立積極的人生。

身體也是一樣。身體復正，中醫有正骨法，推拿針灸也是把身體放回本來應有的正位。中國功夫，不同於瑜伽鬆筋，特別是導引氣功，或是太極，都是藉活動引導身體部位歸向正位而鞏固

活力。於是，久而久之，不斷作出好的習慣，成為強身抗壓的重大力量。

傳統醫學觀察
與經驗深厚的智慧

　　為什麼說傳統醫學充滿多重觀察與經驗深厚的智慧呢？這裏就以睡眠窒息症來解釋一下。患上睡眠窒息症會經常感覺疲倦、早上頭痛、經常打瞌睡、不能集中精神、反應變得遲鈍、脾氣變得暴躁、記憶力衰退、性機能減退。亦或與糖尿病、心臟病及血壓高有關。西醫在這種病證眾多的問題上會用藥或其他物理方法將問題逐一解決。

　　在古代中國，這類多元問題的處理成了智慧。大禹治洪水，寫在《尚書•洪範》，標誌著這智慧的重要性。其中帝堯命令鯀治水，鯀受命治理洪水水患，鯀用障水法，一法完一法，終於洪水不治。直至禹才治洪水有功，古謂天賜禹五行之理念，才能一致把問題平息。五行即是水、火、木、金、土。「水曰潤下，火曰炎上，木曰曲直，金曰從革，土爰稼穡」，利用相生相剋的原理，才能一併治洪水。《漢書•五行志》曰：「禹治洪水，賜《洛書》，法而陳之，《洪範》是也。」人民感激之情尊稱他為「大禹」，《左傳》提到：「天生五材，民並用之，廢一不可。」用不同的質料，不同性質的物品，造成協同力量解決問題。不單是開始的時候見到有

效，而是從問題開端直到尾端，整體復正。

動靜陰陽平衡

在人體中，以系統論演化整體觀念，先數陰陽，簡單地從《黃帝內經》的兩個條文來表現出理想陰陽體魄。其一「陰平陽秘，精神乃治」，使陰平穩舒暢，而陽則節制穩伏，身體資源及神魂將會得到好的統御。其二「陰陽勻平，命曰平人」，當體內陰與陽均勻分布有條理，順理則為人正當。這兩點都是描述身體陰陽的制約相對平衡，得到統一調節應外的內環境。

在第一點，陰平陽秘，可參照活動中陰陽的平衡，目的是使體內體外陰陽節制而舒暢。一動一靜，陽主動，陰主靜。活動或休息無節律會引起問題，活動和休息交替才產生所有生活的層次。勞而動，逸而靜，達至動靜陰陽平衡，是保有動靜互涵的方法。如果不平伏，則失度失衡。

第二點，陰陽勻平是參照身體中陰陽分布構成的平衡，是一種結構陰陽平穩：陽主神氣生機，陰主精血津液。陰指資源，而陽是推動力量。陰代表實質性的精髓、分泌、水液等等；陽指功能、活動、生長、發展等等。真陰要有收斂收藏陰精的作用，並能滋養真陽收斂真陽；真陽要有生長生發抵禦外邪的作用。陽而長，陰而藏。陰代表潤滑、滋養的物質及過程；陽代表振奮、推動及增進的功能。可以是一多一寡，當陰的資源和陽的功能不平衡的時候便會產生問題。當陰的資源可支持陽的功能，及陽的功能可令陰的資源發揮功效，這陰陽互生便是促進力的方法。

很多人把陰陽概念簡化，大概因為讀書難，讀醫古文更難，很多人看不明白，就簡化加入自己的意見，或者乾脆根本不理會。於是，就把陰陽五行簡單變成形而上學，這邊口中拿來，那邊不怎麼能用，我說的是實際的應用。也好像《大醫精誠》所說：「世有愚者，讀方三年，便謂天下無病可治；及治病三年，乃知天下無方可用。」這邊手上有很多的醫方，那邊不知道怎麼從基本的陰陽五行來以藥物變化活用。只懂得跟循醫方便從証醫治，治療常見病，而不能真正的辨證論治疑難病。

　　如果中醫也不能真正從陰陽五行應用出手，只懂得硬邦邦的醫方，那麼西醫又怎可能明白應用中醫的理論呢？

余秋良醫生

老而不衰最緊要郁

　　防病抗衰老已成為大眾關注的議題。每五名香港人就有一名是六十五歲或以上的長者，面對香港人口老化的趨勢，不難預料醫療界未來需投放更多資源於防衰老研究和護老服務。

腦愈用愈醒，身愈動愈靈活

　　身體機能隨年齡每況愈下，似是無可避免的定律，但當中其實也大有奧妙。中年人士的身體狀態會有明顯偏差，尤其是踏入四十五歲後，當大部分人有感身體一年不如一年之時，有一小撮人好像不受歲月影響，依然活力十足，有充沛體力應付工作及活動。秘訣是什麼？中西醫學調理及治理有沒有理論和方法保存身體活力，使人老而不衰呢？

　　緊記動靜之間需互為配合。勞而氣耗，就是過勞；運而氣存，才是運動。勞逸有法則地結合，身體機能便能自生自養，於是腦子愈用愈聰明，身體愈運行愈精練。耗、滯、傷、不濟則有害，傷正者更易傷。傷需恢復，正氣需調，不足需補。休養生息，匹配生態與環境，生命體互動共生共榮發展自主，是老而不衰的其中要點。

第五章　中醫治病與養生

練習太極拳防止跌倒

有一天，會展舉辦了一個關於腦退化的大會，其中有人提問鍛煉氣功、太極拳及八段錦可否有助改善腦退化。此時看見台上來自三間大學擔任討論主持的中醫學教授都退而不答。為何避談呢？大概是因為大學教授回答這種題目時需要證據。雖然坊間經常有人討論關於氣功、養生等問題，但身為教授的，在這種場合很難確確實實地解釋。當然有不少的研究已證明練習太極拳可改善長者容易跌倒的情況，以及在健康方面亦有好轉，但難於證明對改善大腦退化有幫助。

中醫及西醫對老年認知障礙均有治療方法，但這病難於治癒。這類病人有些是因為基因出現問題，有些是早年環境改變基因影響所致，到年老時不知不覺退化。認知障礙與知識程度互有影響，早年儲藏的智慧知識愈多，老年時縱使失去了部分，還餘下不少可應用。假若早年儲藏已不多，到老年退化更加不足夠，甚至影響生活，連自我管理也有困難。

話雖如此，有些患腦退化症的病人是因為後天身體欠佳，使病情更為嚴重。在這些病人中，有一些個案可看到在用中藥治理後會有明顯進步，這些病人的主要病因不是基因影響，其影響因素以後天為主，治療較有效果。總之身體支持精神，精神也支持身體，互為影響。

新冠疫苗與中藥會否相沖？

　　新冠疫情持續，各國都大力鼓吹接種疫苗，部分國家或地區甚至將接種疫苗年齡下降至五歲。然而不少人仍然對接種疫苗感到擔憂，例如長期以中藥調理身體或醫治疾病人士，服用的中藥會否與疫苗相沖？

　　首先，必須要說，中藥的確可以提升免疫力，但不能取代疫苗。

　　部分中藥確實有提升免疫力的作用，但以現代的術語來說，那是一種「非特異性免疫」（non-specific immunity），意即並非有記憶性、專門針對某一種病毒，而是從整體來說，增強身體對外來新的病毒的抵抗力。只有新冠疫苗才能產生一種針對冠狀病毒的「特異性免疫」（specific immunity），當中包含 T 細胞免疫力和抗體，兩者都帶有記憶性，是專門用來克制新冠病毒的守衛者。

　　至於疫苗與一直服用的中藥會否出現「撞藥」這疑慮，那些與抑制免疫系統有關的藥物，最有可能出現「相沖」的情況。一旦免疫系統受抑制，或會影響疫苗在體內產生抗體的成效。舉例，中藥雷公藤有免疫抑制作用，不過現時使用機會不多，暫時亦未見

其他中藥會阻斷疫苗激活免疫系統之過程。

　　長期服用中藥人士，不論是為了調養，還是治療長期病患或癌症等目的，接種疫苗前，均毋須暫停正在服用的中藥。至於有人擔心注射疫苗會帶來負作用，應否服用中藥「打底」，從而減少免疫反應？中醫角度來說，並不建議這樣做；反之，若接種疫苗後出現免疫反應或任何不適，如發燒、頭痛、疲倦等，應先停止服用中藥，待免疫反應消失後，身體回復以往狀態才繼續服用中藥，即如平日病人若患上重感冒，中醫都會建議停服中藥，先處理好感冒，才繼續服用原來的中藥。

服藥紓緩免疫反應

　　接種後若出現肌肉痛、疲倦、頭痛、發燒等免疫反應，可先服用撲熱息痛（paracetamol）紓緩有關徵狀。筆者接種疫苗後也有出現頭痛、發燒等徵狀，惟服用撲熱息痛後未見好轉；後來為自己把脈，發現脈象與患風寒感冒相似，於是飲葛根湯以作紓緩。

　　部分免疫反應與感冒類近，若反應輕微，可嘗試服用對應的中成藥，如有頭痛、頸痛及發燒，可用葛根湯紓緩；若是上吐下瀉，徵狀似腸胃型感冒，則可用藿香正氣水，看看情況有否改善。中醫講求「辨證論治」，要視乎病人徵狀、脈象用藥，一般人自行用藥「有可能吃錯」，如發現服用中成藥一兩次後，徵狀未見減退，甚至惡化起來，應盡快求醫。如想在接種後以中藥處理免疫反應，較好的做法是直接找中醫對症下藥。

按穴位紓緩各種不適

　　如接種疫苗後有輕微頭痛、作嘔等反應，亦可嘗試揉按穴位紓緩不適，如感頭痛，可按位於頸部與頭部間的風池穴（圖十一），或耳尖對上、頭部兩側的率谷穴（圖十二）。

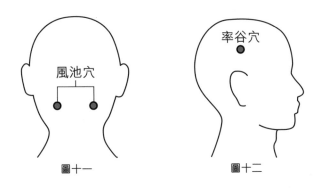

圖十一　　　　　　　　　　圖十二

　　若有嘔吐、腸胃不適，可按手腕橫紋上兩吋的內關穴（圖十三）。有需要時揉按十五分鐘，或待情況好轉便可停止。

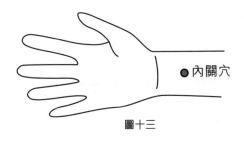

圖十三

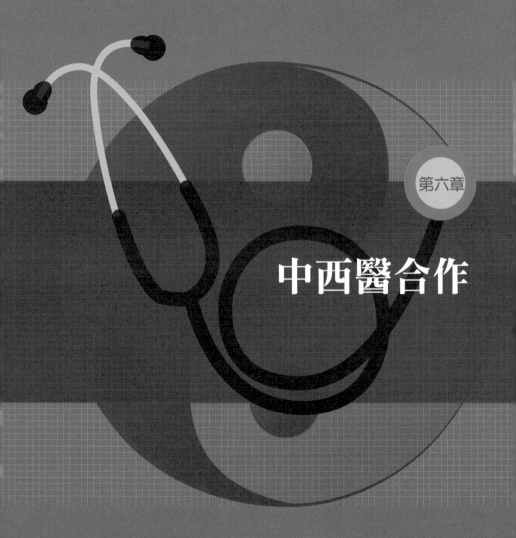

第六章

中西醫合作

蘇子謙醫生

中西醫合作障礙，
病人無所適從

余秋良醫生和梁貫哲醫生都曾經提到中西醫合作存在很多問題，使病人和家屬無所適從。筆者深有同感。

來回中西醫治療腸癌

一位腸癌病人來醫院求診，他的腸癌已經擴散，我們建議他進行化療結合標靶藥治療。他拒絕，說正在接受一位中醫師的治療，對方建議他不要做化療，而且他認為吃了中藥後徵狀正在好轉，所以不想做較辛苦的化療。筆者尊重他的意願，並且叫他定期回來醫院覆診。他幾星期後回來，癌指數一直上升，為他安排了X光和電腦掃描。再過幾星期，癌指數繼續上升，而且X光和電腦掃描顯示疾病正在迅速惡化。我問他有否跟中醫師提及癌指數正在上升，可能提示疾病不能受控。

病人說他已告訴中醫師，但中醫師沒有改變治療方法。於是筆者在門診馬上打電話給這位中醫師，並知會中醫師有關X光和電腦掃描的結果，那位中醫師說看來病情真的無法受到控制，但是藥方應該對症，叫病人再去他那裏覆診。後來病人再回到那位中

醫師的診所求診，把中藥方帶回來給筆者看，藥方跟之前的沒有大改變。過了兩星期後，病人覺得病情無法控制，同意進行化療標靶藥治療。

在此例子中看到幾個問題。第一，如果中西醫兩者能夠直接對話，大家無分高低地談論病情，探討最佳治療方法，首先得益的是病人。第二，中醫不能看到政府醫院所做的 X 光、電腦掃描、抽血報告等檢查結果，增加了全面了解病情的難度。第三，其實中西醫毋須互相貶低對方的療法。

在以上例子中，中藥幫助了病人的實際感覺，紓緩了徵狀，後來病人的病情，亦因為化療而得到減慢。但實際上基於病人的安全考慮，西醫一般叫病人不要服食中藥，當然這裏也有法律責任的因素，但很多中醫聽後，就覺得這是西醫的打壓。所以有些中醫對西方醫學產生敵意，常常反過來叫病人不要吃西醫的「毒藥」。

互不了解有礙合作添誤會

筆者有幸接受兩方面的訓練，亦認識中西醫兩界不少同道。其實大部分西醫並沒有排擠中醫、打壓中醫的心態，只是出於責任問題，很難建議病人去使用一些自己不熟悉的藥物或療法。反過來中醫亦未必能全面掌握西醫療法的作用和副作用。所以這根本只是一個溝通上的誤會。

可幸的是，現在有不少學會鼓勵中西醫合作，而政府亦在公立醫院推行中西醫合作先導計劃。筆者亦留意到不少私營門診同

時有中西醫駐診。中西醫溝通的橋樑正在搭建，對病人來說絕對是一個福音。

　　然而中醫界存在一個隱憂。根據近來某報章報道，某些中國內地院校的收生質素和訓練方法值得質疑。再加上據說廣東的中醫院校近年大量招收港生，單在廣東讀中醫的香港學生就超過一千人。這相比西醫學院的收生準則——大多只收錄學業上最頂尖的學生，有顯著的差別。當然一個人的學業成績不代表其將來的能力，但對於醫學這門嚴謹的學科，的確需要習醫者高度的專注和良好能力才能成功。否則，這可能對將來中西醫合作帶來困難。在此希望有關當局能夠繼續完善醫療專業的監管和發展。

余秋良醫生

增進中醫西醫協調

香港中醫西醫互相增進協調作用，的確需要。若是中醫西醫兩者仍各自獨立，不協調則使許多病人在病苦中未能及時得到最妥善的處理。要協作，首先需要了解其中細節，在實際上的，在臨床上的，在理論上的，在思維上的，才可以在聯手行動中有好的效益。

懷孕初期謹慎用藥

在原則性細節方面，中醫千載經驗，救人無數，其幫助在婦科產科至為明顯。但現代醫學發現懷孕初期三個月內，很容易受很多化學物質影響而引致畸胎，藥物影響尤其使醫生擔心，所以醫生一般建議懷孕初期盡量不用藥物。怎麼好呢？有些人說中藥治療很少會見畸胎，但要知道，很多影響不是可以即時看見的，更有很多微小變化，甚至是在腦神經裏，發育時才明顯化的。的確很多的中藥是比較安全，但懷孕初期藥物會不會影響胎兒，仍需要大量數據長期觀察才能審定，未肯定之時還是謹慎一點，避免使用較好。

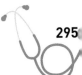

在理論性細節方面，之前在濕疹及蕁麻疹中西醫研討會上，聽到有人說輕病當然找一方就可以了，但許多皮膚病人在香港同時找西醫和中醫診治。研討會中解釋了很多免疫方面的治療方法，但是還未了解中醫處理身體熱能的重要性。另外當說到風㾦（蕁麻疹）常因物理壓力變更時增加，其實並不能夠簡單用神經免疫來解釋。反而，用現代醫學開始說到的細胞支架及中醫重視的筋帶繫膜會比較容易明白，更可從而了解藤類中藥在此的功效。古代智慧加上現代理論有助更清楚了解病因。

適時運用中藥調節

另外，也有實際思維性的細節需要留意。曾在教課程時遇上一位專科醫生講者說認識我，原來十年前他七十三歲的祖母曾經來我診所，候診時突然吐白泡窒息。醫治高血壓病，其他醫生已處方三種血壓藥，但她的上壓仍常高處 180 左右。中藥治療後好一點，平均血壓低於 160。之後半年不見，問她的子女知道血壓又再升高且不穩定，更高的時候她自己不時靠加心臟藥放鬆血管來控制。我著他們帶母親來我診所醫治，當時還未及看病已口吐白沫，幸好及時救回，所以那位醫生孫兒很是感激我。

坊間很多醫生治療高血壓只懂得用藥治療，縱然現在有很多新藥物，但每每發現控制不夠力就只懂加藥，不知道不能強求的道理是很危險的。其實，需要的時候可以用中藥調節身體，把處於懸崖邊的情況穩定下來，減少危險的程度。

中醫需要有現代醫療知識，西醫也需要學習中醫所長，雙方交流合作，互學互鑒，才能為更多病人提供最妥善全面的治療。

中西醫角度，全方位治療　中西醫合奏——

余秋良醫生

中西醫學的合作空間

西醫學在香港已成為主流，用傳統中醫學治病是另一個選擇，但是被認為與西醫的保健和臨床治理迴然不同。甚至中醫西醫的醫業者，亦各自認為中醫西醫代表不同的系統，名詞和實際臨床治療方法都不相同。

中西醫學理論之分歧

西醫學，本身也稱為西方科研醫學，根據一個可反覆驗證的方法，進而提升為理論或假設，再以實驗來證實，然後重複觀察、理論與實驗。它建立於臨床觀察，再用顯微鏡生物化學及其他觀察擴大視野，從科學發展到一系列的臨床工具。

傳統中醫學則講述形而上抽象的理論，它的理論及臨床基礎起源於對陰陽和五行的了解。人體分為五臟，診斷包括探測表裏寒熱虛實和臟腑與氣血的表現。診斷的成果及治療目標用的專有名詞很難被現代西方科學醫療所理解。

這些分歧引致中西醫學的思維和哲學長期脫離聯繫，各自分道揚鑣，必須透過多方努力去克服歧異。然而，只要中西醫學

中西醫合作

第六章

297

學者願意走前一步，接受新思維，打破專有名詞及不同觀念的障礙，並嘗試制定一些標準將有用的觀念和實用方法成為互相都能了解和操作的理論，定可有效地結合雙方的技術，互相配合繼而提升治療的效果。

數十年前西方醫學已開始接受傳統中醫學針刺的醫學成效。近年又承認傳統中醫學治療嚴重濕疹及中風等病的優良效果，並開始進行探討。目前醫藥業界為了符合經濟效益，亦積極從傳統中醫藥找出新的藥物，並進行了很多研究。

很多工作需要由傳統中醫學與西方科學醫學在臨床嘗試方面互補長短，找出兩者對病人的優點，合作或單獨治療。

中西醫各有盲點

一些較輕微的病可選擇以西醫或中醫治療，例如傷風感冒，但若醫者沒有同時具備中西醫知識，便可能會出現以下問題：

• 看西醫：當兒童傷風感冒時，往往胃口減低，如父母要求西醫增加兒童胃口，醫生會於醫治感冒的同時加入胃藥（不合中醫思維），有可能引起積滯及引致慢性消化功能紊亂。

• 看中醫：當兒童傷風感冒時，往往會出現中耳炎，但因為沒有耳朵病徵，所以中醫不容易察覺（西醫診症才常檢查中耳），如中耳炎嚴重，急性病勢未及時用抗生素，有可能引起耳膜受損。

其實很多常見病都可考慮中西醫結合醫治，例如惡性腫瘤、皮膚病、哮喘、心腦病、糖尿病、精神病、不孕症、老年疾病、

病毒性疾病等等。但必須考慮究竟是同時進行，抑或有先後次序之分。例如不孕症，可在全西醫診斷及激素治療之後，以中藥結合治療。又例如紅斑狼瘡病，可以西藥類固醇治療，再加中草藥治療。若考慮以中西醫結合治療，必須先考慮兩點：

（一）中西醫有沒有相互的了解？某些醫院於同一地方分開西醫和中醫兩個部門，兩者溝通會否較有效？

（二）藥物與草藥的藥性有可能會重複，又或者「相沖」，以致產生不良副作用。

中醫整體治療，西醫找出錯誤點糾正

曾有人認為中西醫結合起來時可謂是「盲婚啞嫁」，雖然時常提倡中西醫結合，事實卻不盡然，只能互相配合而已。然而，大體上中西醫是有很大的結合空間，就取其中一點來解釋：西醫講求微觀，中醫講求整體性。西醫注重糾正身體機能上的錯誤點（defect），當中便出現了兩個大問題：

（一）當身體出現多過一個錯誤時，如慢性疾病，西醫大多顯得束手無策，不能集中改善身體的問題。

（二）西醫忽略評核一個身體產生健康自穩的能力，繼而較少提出預防或改善身體健康的方案。

恰巧上述兩點正是中醫的強點，可見中西醫縱使發展背景不同，但仍然可以藉著互相認識和學習，為病人提供最有效的治療方案。

牙醫學中醫有什麼用？

　　一位資深牙醫因對中醫有興趣，來到診所跟診，同場有另一位中醫，大家作豐富的學術討論。牙醫跟診完畢後問了一些病症的整體看法，有很好的交流，但是最後他說：「雖然了解中醫很有意思，可是在牙科上不知道有什麼用處？」我回應說：「西醫往往也有同樣疑問，學了中醫這不屬於自己本科的知識可以有什麼用？」

　　一般來說，西醫在本科裏學到的已經足夠醫治病人，雖然學醫時沒接觸到中醫，但是不管西醫或牙醫，本科已經有很多醫療細節去幫助病人，所以自然認為用學到的已經足夠使用。但當接觸中醫後，或許覺得有幫助。

跳出本科框框避免漏診

　　第一，醫生看病時，如果遇上一些醫學問題是他以前沒接觸過，有可能因為沒學習過而漏診。漏診需要正視，有時可以影響很大。常見病人有嚴重痛苦，但因醫者本科有所限制而找不出診斷，或簡單以為找不到肉體病患就當作精神病態。當一旦漏診了

重要的病變，除了影響病人，醫生心裏亦不好過。所以當學習更多，病人來診時發現病人有其他病徵就可以提醒早點注意，這對病人百利而無一害。

第二，當每個人多學了，會更清楚哪一條渠道更好。雖然已有足夠能力醫治病人，但再加上對中醫的認識，就會有另一個角度幫助病人，不論學習的是中醫、西醫或是牙醫，也需要有這種心態。若未能從多方面分析時，有可能只治好一些病徵而忽略了發病的根本；若能及早看出問題的本質，就可以更清楚治療的先後次序：可能是中醫先，可能是西醫先，治療不會繞道。

不同的角度釐清病本病證

第三，可以有更多藥物選擇。就以牙科作例子，牙痛當然看牙醫，但牙肉痛可能是身體不佳而引起的牙肉發炎，而非因牙周病而引起的牙肉腫痛。除了用牙醫的漱口藥水，這種狀況找中醫清熱可能更有效；亦可以用西藥 docusate，是一種軟便劑，但也帶有清熱作用（注意不是所有軟便劑都有清熱作用）。所以可以說，當你掌握更多不同的知識時，就可以更有效地運用不同的方法去幫助病人了。

第四，如果做醫學研究，各方不同的角度有助釐清病本病證，研究會進一步提升。

總之，多方的學習，能夠幫助在整個醫療健康普及，西醫與中醫可以有所交流。

中醫西醫齊向前

香港政府已確立興建中醫院，並以中醫主導，中西醫協作的模式運作。曾經有人問，為何需要西醫的參與呢？部分中醫師顧慮有機會出現中不中、西不西的現象。有些中醫師可能擔心到中、西醫齊集共同處理病症時，會把中醫的醫理打亂了。事實上，西醫很多治療技術，包括檢驗和手術等都比中醫發展得成熟，西醫協作參與診斷和手術治療，可以為病人找出及提供最好的治理，這也是醫生或醫師的首要目標。

以病人利益為前提下加強合作

在香港，若中醫西醫持續地競爭以求超越對方，並不是一個好現象。現階段，雖然中西醫學在很多細處存在不相容的地方，但在某些程度上有合作空間，尤其是以病人利益為前提的情況下。

西醫學依據邏輯智慧，在歷史的長河上建構出紮實的根基，贏得社會的認同支持。相反，中醫學講述的「陰、陽、表、裏、寒、熱、虛、實」，講究各力量間的平衡與協調，雖然給人一種不實在的感覺，但中醫學經歷長遠以來的發展，擁有一套完整的學

術語言及醫學理念，所以也同樣得到民眾的支持。

病人普遍對病情只是一知半解，要對病人闡述病情的全部並不容易，人往往受部分事實和認知而有所影響。若中、西醫學以對立形式去推廣本身的醫學，市民大眾只可憑自己的判斷，選擇其中一個較符合自己意思的方法，亦會從親朋好友的意見中，對有關信息給予好評或負評。但這如同瞎子一樣，只能相信中、西醫學各自發表的事實推演解釋。

病人經歷疾病，從中醫或西醫的治療得到痊癒後，見證他們認知的事實；可是，對於不是他們選擇的治療方式，或改用其他方式是否會得出更好療效，他們無從比較。最終，病人雖然從西醫、中醫或親朋好友間獲得大量病情相關資訊，但只能選擇一個疑似最快復原的治療途徑。因此，本港中醫和西醫處於不協調的狀態下，許多病人未能及時得到最妥善的處理。

有見於此，有需要研究中西醫協作政策及各方的看法。其實中醫西醫合作可分階段由微量慢慢發展至緊密的協作，循序漸進。這兩年接觸醫療界各方人士，希望得出一些結果可以用於臨床醫療上，作為規劃中西醫協作的藍圖。另一方面，在專訪面談及一系列學術活動間，建立及深化人際網絡，促進中西醫協作交流及團結。過程雖然吃力，但幸好有不少正面的回報。

中醫西醫若能放下競爭心態，不以超越對方為目的，反以病人利益為前提，中醫和西醫協調定會使病人得到最妥善的處理。

中醫參考西醫方法學整理

身為中國人，當然希望中醫學術發展強大，中醫對於救治病人的確有很大的作用。與此同時，西醫在治理病人方面的能力亦已確立，這是不容置疑的事實。我在香港中西醫結合醫學會上經常說，我們其中的重要目標是要強化中醫，並利用西醫方法學整理，使中醫更進一步。

二〇一七年三月，我們舉辦了一連兩天的中西醫研討大會，主題是「結合醫學前沿——臨床挑戰與路向」，當中我們就幾個特定的病種邀請西醫專家及中醫專家一起講述疾病治理的挑戰，更在現場提出一些病例，與在場中醫及西醫一起討論及了解可行的治理方法，並探討如何透過互相取長補短的形式，將中、西醫治療的好處配合發揮出來。其實中醫及西醫的醫治方法各有特點，中、西醫協作模式不單能在治療病人時互補不足，為病人提供最好的治理方法，更可令中醫更進一步。當天座談會的反應熱烈，討論結果都得到在場中、西醫的贊同。

方便病人中西醫雙管齊下

香港病人在治療期間會遇到很多困難，其一困擾就是要自行決定選擇中醫還是西醫治療。病人可選擇只看中醫或西醫其中一方，但病情比較複雜的，會同時找中醫及西醫治理，常見輾轉尋覓，在中醫西醫之間不明朗的亂轉，枉費了很多時間和資源。如何幫助病人找到簡單直接又合適的治療路徑，實在是我們中西醫療界應有的責任。

當日的大會上，我亦介紹了中西醫結合的可行性，借用一些例子使各方明白，只要擁有中醫及西醫的知識，結合兩方智慧，治理成效將會更顯著。同時，亦有一些病例顯示，所謂協作可以只透過內服藥的調整，毋須外部治療而達到之前意想不到的治療效果轉變。這是靠著中西醫基礎深入研究，重新擴展理解到的智慧。希望中醫西醫明白及真正了解可行的辦法及選擇。

　　總之，在香港這個有國際級醫療水平的地方，實在不願見到中醫與西醫因溝通不足而導致市民治療有困難。但願中西醫協作能把人的健康放在第一位，在香港這醫療設備完善的福地上順利發展，找到國際級的醫療方法，令其他國家看好。

余秋良醫生

中醫醫院的未來發展及願景

剛開始結合中西醫學治病時，筆者也曾覺得迷惘。那時中西醫發展的方向在香港並未確立，路途既遙遠又不明朗。但漸漸見到不少病人在接受中西醫結合治療後取得不錯的效果，使我深刻感受到中西醫結合治療的價值。

在機緣巧合下，我開始了推行中西醫結合的路途。我期盼藉著自己對中醫和西醫的一點點認識，促進中西醫學兩者的互用。但令人可悲的是，香港現時不少中醫西醫仍各自為政，不願相互合作，令許多病人因此不能得到最及時和最妥善的處理，這實在不應見於被稱為醫療體系已發展成熟的香港。

幾年前，筆者曾經在尖沙咀一個六千呎診所，試行與大學合作開診，以中西醫日間醫院模式運作，這經營模式在我來說是最理想的。後來輾轉間那處有人向政府提出中醫院事宜，後又因為診所地契問題而擱置這計劃，引發其後政府計劃發展中醫院時要顧慮到可不可行之處，之後再演化提出要在將軍澳撥地發展香港中醫醫院。

香港在落實發展中醫醫院之後，曾往各方取經，因為中醫醫

中西醫角度，全方位治療

中西醫合奏——

306

院在香港的醫療架構沒有前例，既有中醫治療，理應屬醫院管理局所管轄；但又由非政府的社會服務機構營運，醫院行政管理自主，自負盈虧，好像一般私家醫院，卻又不全是私家醫院的運作方法，政府亦會大力資助。總之，這個模式是一個新嘗試，幸好各方面配合發展順利，希望中醫醫院終可成為香港醫療界一大台柱，中、西醫各有其利，得以協作，增進市民福利。

如何達至自負盈虧？

說到自負盈虧，當然聽到不少擔心聲音，而我相信之前自己構想的模式，對今日中醫醫院仍然有用。中醫醫院繼續以專科醫療為主導，但附設病老服務院舍，不是普通老人院，是讓有病患的老人入住，應該很快爆滿，所得收入用來支持醫院的營運。而專科可以為病患老人作醫療顧問，長遠更可以自主發展中醫醫院一系列專科疾病治療、各種醫療模式。

這個模式在開始之時，已可以有固定收入以支持醫院的支出，奠定初期中醫醫院的各項計劃，發展門診服務、教育中心、科研中心等等。他日成熟之時，可再作變化，病老服務院舍改變成病患復康醫療中心。

提升大眾的中西醫認識

現今中醫西醫互相的認知已大大提升，本應可互相幫助，在醫療效能及安全上一起發展。可惜不時仍見到一些因各方未能充分理解或掌握中醫西醫之間的醫理藥用各種關係而產生困擾問題的情況。醫療本質上，必須對市民提供健康指導，以及護理病患

的功能，有條有理才可以發揮監守作用。否則，間隙就讓人乘虛而入，影響可大可小。舉中醫藥一個常見的誤解例子：「安宮牛黃丸」是中醫急救藥，清熱豁痰開竅，對於不常見的某證型中風（陽閉證）有特效。但被廣告不實的誤導下，很多香港人誤以為凡中風的病者皆可服，更鼓吹正常人亦服用以防中風，引致普通正常人也服用，以為可以保健，其實不知不覺間加添問題！

打造中醫與西醫合作的模式

香港是一個獨特的地方，既有世界級水平的西醫，也有濃厚文化背景的中醫，醫療制度亦十分完善，中西醫合作可以做到中國內地未及之處。在香港，一如世界各地，中西醫是兩大專業群體，雖然中國醫療有中西醫，但是在一個體制中，而國際醫療社會中醫與西醫是兩個不同的體制，實施不同的醫療方法。當香港做出了中西醫協作的模式，也就是為國際醫療社會做出模範。

香港政府明白這個重點，也樂於投放更多的資源。成立中醫醫院，凝聚專家，主導以中醫為主的服務，同時成為訓練中心，既可提升中醫的質素，幫助病人。另一方面，也可以憑中醫醫院的核心力量，增強中醫和西醫之間的溝通和交流，服務時會包括中醫醫院和西醫醫院之間的轉介機制。醫院也是研究機構，中西醫協作發展出來的技術，集成的智謀和實踐，經驗和取向原則，可大大幫助指導香港基層醫療中西醫合作，為市民病患尋盡快痊癒之途徑。

希望中醫西醫未來互相合作，為民請命，減少隙縫，一起為保障香港人健康而努力。

中西醫角度，全方位治療

中西醫合奏
增訂版

作者	余秋良醫生、蘇子謙醫生
總編輯	葉海旋
編輯	李小媚、黃秋婷
助理編輯	周詠茵
書籍設計	三原色創作室
封面相片	Depositphotos

出版	花千樹出版有限公司
地址	九龍深水埗元州街 290-296 號 1104 室
電郵	info@arcadiapress.com.hk
網址	www.arcadiapress.com.hk

印刷	美雅印刷製本有限公司
初版	2019 年 5 月
增訂版	2022 年 5 月
ISBN	978-988-8484-76-8

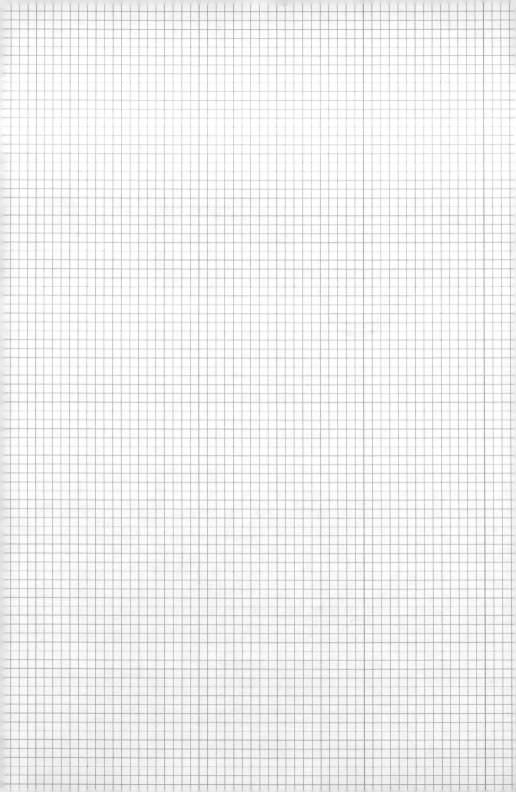